言視舎版 臨床哲学の知

臨床としての精神病理学のために

木村敏
聞き手：今野哲男

言視舎

まえがき

本書は、今野哲男さんを聞き手にした対談形式で、二〇〇七年から二〇〇八年にかけて何回かに分けてお話しした内容を、今野さんが文章にまとめてくださったものである。対談形式の本はこれまでにも何冊か出したことがあるが、全巻ほとんどわたしの語りだけで構成された「語りおろし」の本を作ったのは、今回がはじめてである。

わたしはこれまで、専門外の一般の読者に向けた解説書、啓蒙書といった本をほとんど書いてこなかった。新書のたぐいを書き下ろしたことは何回かあるのだが、それもやはり一般の読者というよりは同業者をかなり意識して、専門書の色彩の濃いものになってしまっている。わたしにとって、書くということは考えるということにほかならなかったから、以前だと原稿用紙、現在だとパソコンに向かって文章を作りはじめたとたんに、自分の使っている思考形式や用語に十分慣れていない専門外の読者のことなど、念頭から消えてしまっていたのだろう。これはやはり本の書き手としては怠慢だったといわれても、申し開きのしようがない。

今回、今野さんからこの本の計画を最初にうかがったとき、ひょっとするとこれでこの怠慢をいくぶんかでも償うことができるのではないかという気がして、喜んでお引き受けすることになった。今野さんはわたしにとってはもちろん完全に専門外の人だが、それでいてご自身の演劇体験を大事にしておられて、「現場感覚」を指針にしてものを考えようとしている方だということが、初対面のときすぐに読みとれたからである。わたし自身、科学にしても哲学にしても、現場感覚に密着したこと以外は考えるのも書くのも不毛だと思っている。

現場感覚を共有する二人の会話では、二人がともにそこに立っている場、本書にしょっちゅう出てくる言葉でいうと二人の「あいだ」の場が、ひとりでに話題をつむぎ出してくれる。こっちは、いつも原稿を書いているときのように、一言一言、自分で考えながら言葉を選ぶ必要がない。「あいだ」の場がわたしに代わって考えてくれて、わたしはその大まかな舵取りをしているだけでいい。

「あいだ」の場に立ってものをいうということは、相手の立場に立ってものをいうということだろう。今回、今野さんというすぐれた読者代表との共同作業を進めることができて、これでわたしもようやく読者の立場で本を作れたということになる。もちろん、ここで語られていることの内容は、大部分わたし自身がふだんから考えていることである。しかし、何回も出会って長時間におよんだ対話のテープを起こして、それを文章にまとめあげてくださったのは今野さんであって、わたしは校正のときにそれに微調整を加えただけにすぎない。自分自身の考えていることが、自分の手によってではなく、聞き手によって、あるいは聞き手と自分との「あいだ」の手によって文章化されて本になるという、得がたい経験をさせていただいた。

本書の標題にある「臨床哲学」という、多くの読者にとっては見慣れない言葉について、この場を借りて少し書いておきたい。

この「臨床哲学」という表現は、わたし自身のなかではいつからともなくごく自然に生まれてきたもので、わたし以外にもこの言葉を使っている人がいるなどということは、まるで意識しなかった。この言葉を最初に活字にされたのは、どうやら脳科学の養老孟司さんらしいし、哲学の鷲田清一さんが大学院でのご自分の専攻分野にこのタイトルをつけておられることも後になって知った。お二人とも、現場感覚を大事にして哲学していこうとする点では、わたしの場合となんの違いもない。

ただ、わたしの場合にはそれだけではなく、この半世紀にわたって続けてきた自分の臨床精神科医としての仕事が、いってみればこの「臨床哲学」という一言に凝縮されているという思いを、ことのほか強くもっている。

これはこの本の中でも言っていることだが、わたしが精神科医になったのは一九五六年、その前年に教授として京大精神科へ着任された村上仁先生のところで勉強したいという気持ちからだった。入局早々に村上先生から「精神科ではなにをしたいのか」とたずねられて、「精神病理学です」と答えた。先生はその当時、わが国の精神病理学の第一人者と目されている人だったし、わたしが精神科へ行こうと思い立ったのも、先生の精神病理学に惹かれてのことだった。ところが先生は、わたしの答えを聞くなり、先生独特のぶっきらぼうな口調で、「精神病理学という特別な分野があるわけじゃない、精神病理学というのは精神科の臨床のことなんだ」とおっしゃった。

村上先生は、ジャネやミンコフスキといったフランスの精神病理学をふまえてものを考えておられたし、わたしはなんとなくドイツ流の精神病理学を志していたから、わたしのその後の研究には、先生から直接に受けた影響はほとんど残っていない。しかし、わたしが精神科医になった数日後に先生からうかがった「精神病理学というのは精神科の臨床のことだ」という言葉は、なににもましてわたしの一生の仕事を決定したといっていい。

わたしがドイツ語がすこしできるということを知られた村上先生は、そのころ信州大学におられた西丸四方先生、東京医科歯科大におられた島崎敏樹先生のお二人とご相談になって、ビンスヴァンガーの『精神分裂病』というドイツ語の大著の翻訳を、わたしにも分担するようにとおっしゃった。喜んでお引き受けはしたものの、この本は全体がハイデガーの「現存在分析論」を精神病理学に持ち込んで書かれていて、ハイデガー哲学の最低の素養がなくては翻訳などできたものではなかった。あわてたわたしは、ちょうどそのころハイデガーのところから帰国されたばかりの辻村公一先生にお願いして、京大精神科の医局でハイデガーの『存在と時間』を読む読書会の指導をしていただくことになった。そのときの辻村先生の教え方が、ハイデガーを西田幾多郎と対比しながら読んでいくという、他では望みえないユニークさをもっていたことで、わたしはこの東西の哲学の両巨匠に同時に開眼させていただくという、またとない幸せに恵まれることになった。そのとき辻村先生がとくに強調しておられたのは、ハイデガーの場合は「死への先駆」というかたちで未来に重点が置かれるのに対して、西田では死を現在の脚下に見るという仕方で現在がすべての中心になっているという点だった。

わたしは精神科を志した当初から、これも本文で語っていることだけれども、精神分裂病、つまり現在でいう統合失調症の精神病理学をやりたいという気持ちが強かった。それも、当時は諸外国でも華やかだった妄想や幻覚といった個別症状に関する精神病理学ではなく、その背後にあってそういった症状を生み出している自己存在の病理について考えてみたいというのが、わたしの願望だった。しかし、いきなり統合失調症の自己病理についてなにか新しいことをいう勇気はなかなか出なかったので、とりあえずは念願のドイツ留学に出かけて、そこで日独の鬱病、とくにその罪責体験の比較文化論的な研究をしながら、機が熟するのを待っていた。とはいえ、この比較研究もそれ自体、「人と人とのあいだ」という観点についてのわたしの経験を非常に深めてくれたし、その後の自己論に一定の幅をもたせる大きな要因にはなっている。

わたしの統合失調症論の最初の論文は、一九六五年に、『哲学研究』という京大の哲学科が出している由緒のある哲学雑誌に載せた「精神分裂病症状の背後にあるもの」だった。この論文は、元来は村上先生の開講十周年の記念誌に載せるつもりで書き始めたところ、それまで言わずに溜め込んでいたことが多すぎたのだろう、枚数を大幅に超過して収拾がつかなくなったのと、内容があまりにも哲学的になったということもあって、西谷啓治先生と辻村先生のお薦めで『哲学研究』に掲載していただくことになったものである。

　この論文でわたしは、統合失調症の臨床的な諸症状をその背後から支えている基本的な病理を、「自己の個別化の原理の危機」という言葉で言い表した。わたしが統合失調症の哲学的な、それもハイデガーの存在論に依拠した哲学的な解釈を学んだビンスヴァンガーの現存在分析も、わたしの目から見るとまだ十分にその症状の背後にある基礎的な病理を言い当てているとは思えなかった。この病気が自己の自己としての存立を危うくするものであるということは、ビンスヴァンガーにおいては他の精神病理学者のだれよりも説得的に述べられていたけれども、この「自己の個別化の危機」を招来する「原理」が何であるのかという点にまでは、まだ考察が及んでいないように感じられた。

　自己を、「ほかならぬこのわたし」という個別的自己として成立させている「個別化の原理」とはそもそも何なのか、統合失調症という病態においてほかでもないこの「原理」それ自体が危機に陥って、そこから事実的・経験的な「自己」の成立が脅かされ、さらには自己と他者との関係にかかわる典型的な統合失調症症状が出現してくるのは、一般に自己というものの成立を可能にしているどのような構造の変化によるものなのか、それを明らかにしたいという思いが、わたしにこの論文を書かせたといってよい。

しかし、これは本来、「哲学」というものの根幹をなすところの、究極的な、あるいは始源の問いである。哲学を本格的に学んだことのない三十代の若い医学者に、その答えが出るはずもない。この論文を発表してから約四十年、わたしの精神科医としての一生は、一貫してこの問いに対する答えを求めることだけに終始してきたということになるだろう。その四十年間、わたしは「精神病理学とは臨床のことだ」という村上先生の教えをひたすら守りつづけて、臨床の現場から一歩も離れず、そのかたわら時間を見つけてはさまざまな哲学書を読んで、個別化の原理への問いに対する自分なりの答えを見出そうと努力してきた。「臨床哲学」という名前で自分の仕事を呼ぶようになったのはここ十年あまり前からのことなのだけれども、実際には精神科医としてのわたしの毎日が臨床哲学だったといってもよいだろう。

だから臨床哲学という「哲学」は、わたしの場合、哲学者が大学の哲学科で教えたり哲学書に書いたりしている「哲学」とは、かなり違っている。具体的にいえば、わたしは例えばハイデガーや西田の書物を読む場合でも、「ハイデガー哲学」や「西田哲学」を勉強しようと思って読むということをしない。わたし自身が四十年前から問い続けてきた、自己が自己であるとはどういうことかという、そのたったひとつの問いだけを念頭に置いて、それに対する答えが見つかりそうな箇所だけをできるだけ深く掘り下げて考える、そんなずいぶん自分勝手な哲学書の読み方をしてきた。しかしわたしは、「哲学する」ということは、本来そういうものではないのかと思っている。学としての哲学は、えてして本当の意味で「哲学している」とはいえない場合があるのではないか。「臨床哲学」は、そういう意味での「哲学学」とはまったく無縁である。

最後にもう一言。精神病理学は、というよりも臨床精神医学そのものが、ここ数十年、大きな曲がり角にさしかかっている。五十年ほど前にまったく偶然に発見された薬物が、患者の興奮を鎮めるだけでなく、妄想や幻覚といった主観的な症状の軽減にも一定の効果をもつことがわかって以来、そういった症状を発現させる脳神経系の構造が次第に突きとめられるようになり、そこへ製薬会社の巨大な資本が注ぎ込まれることになって、精神薬理学とそれに関連した脳神経系の研究が、いまや精神医学の花形となっている。研究者の興味は、薬物で動かすことのできる表面的な症状だけに集中して、そういった症状を背後から生み出している精神の病理、自己存在の病理に対する関心などは、見る影もなく失われているといってよい。

精神病理学にとって致命的に不利なこの傾向を、決定的に助長しているもうひとつの要因がある。それは各大学医学部での教授選考を始めとする人事が、論文の数、ことに外国の一流雑誌に掲載された論文の数によって左右されるという、精神医学だけの力ではどうにも動かしようのない動向である。精神薬理学その他の自然科学的な研究は、研究チームを組んで組織的に行なわれるから、多数の研究者の共著の形で実験の結果が逐一報告され、各自の論文数は非常に多くなる。標準的な論文のスタイルというものがあるから英文でも書きやすい。これに対して精神病理学の論文は、原則として一人の研究者が患者との長時間の治療的なかかわりを踏まえてしか書くことができないし、それについての内面的な考察を外国の専門誌に掲載するには、かなりの語学力を要求される。自然科学的な研究者と比べて、論文数が一桁あるいは二桁少ないというハンディキャップを背負っているといえるだろう。

こうなると、現在の大学医学部の機構のなかでは、精神病理学という研究分野は、まして臨床哲学などという仕事は、もはや好事家の趣味としてしか生き残れないのではないか。そしてそのぶん、精神医学は患者の内面を無視して外面的な症状だけを治療対象とする、寒々としたものであり続けるのではないか。

人と人との「あいだ」の違和が、古来「気」と呼ばれてきた自然の「おのずから」の発現を歪ませて、個別的自己の、「みずから」の機能の場である身体に異常をもたらすということなら、統合失調症その他の精神科疾患にかぎらず、ひろく「病気」一般についていえることではないのかとわたしは考えている。もしそうならば、向精神薬で「治療」しうるような脳神経系の病変の背後にも、当然「あいだ」の病理がひそんでいるはずである。しかしこの「非科学的」な認識が科学から排除されずに一定の市民権を得るためには、医学という科学自体の大きなパラダイム・チェンジが必要だろう。わたしの臨床哲学研究がその呼び水になってくれることを、こころから願ってやまない。

長いあいだお付きあいいただいていい本を作ってくださった今野哲男さんに、深くお礼を申し上げたい。

二〇〇八年七月

木村　敏

臨床哲学の知■目次

第二章　生命と生命論について　083

▼第一章

「自己」と「あいだ」からの出発

小さな憑依体験

――若いころに演劇をしていました。そのときの経験ですが、役者として演技に集中しているときに、何度か日常の自己が解体するような感覚に襲われたことがあります。オレはオレであるという統合感覚が舞台上でいったんご破算になり、剝き出しになった身体感覚が、バラバラに、しかも一斉に襲ってくるというような感じです。例えば、自分が自分の足に支えられている不安とか、手が前に伸びるときの相手に向かっていく勢いとか、あるいは否応なくここにいる感じとでもいいますか、ある種の肯定的な諦めといと妙ですが、能動的でも受動的でもない不思議な浮遊感や、そこから生じるスピード感のようなものを感じました。

日常生活では、バラバラなものが一斉に押し寄せ、そのすべてに自覚的であるとしたら、不自由になるのがオチだと思います。しかし、そのときは場に身をあずけることに精一杯で、不自由な感じはありませんでした。台本や演出にとらわれているにもかかわらず、なぜそんな自由がやってきたのか、考えてみると不思議です。

今日は、先生のおっしゃる「自己」や「あいだ」といった問題を理解する糸口として、とりあえずこの体験から話をはじめられないだろうかと思っています。わたしが舞台で感じた感覚は、意志の力で役柄になり変わったからではなく、それとは別の何か、未知の自分とでもいうべきものにずれていくことによって生じました。小さな憑依体験の入り口に立って、変身ではなく、解体を味わっていたような気がするのです。

その結果として現われ出た「自己」、これは舞台という場所でたまたま可能になった、予測不能の、しかも変転極まりないものです。しかし、そこでしかありえなかったという意味では、「自己」が「あいだ」にしかありえないということと、何か通じるところがあると思うのです。

木村　ラカンのいう鏡像段階以前の、生まれたばかりの赤ん坊が、もし反省的な意識をもっていたら、きっとそういう体験を語ってくれると思います。そういう意味で、それは人と人との「あいだ」にある自己の原体験といってもいい。『あいだ』[*1]という本の中で、複数の人が同時に演奏するアンサンブル、つまり合奏についていろいろ書きました。いまのお話は、わたしのその体験とどこかで重なってくるところがあるような気がしま

＊1　『あいだ』（木村敏、現・ちくま学芸文庫／弘文堂思想選書、一九八八年）

す。学生時代に音楽仲間と一緒にやっていた合奏体験は、わたしの「あいだ論」と「自己論」の原点のひとつです。わたしは演劇にはまるで無知でほとんど話ができないので、合奏の話で進めてみましょう。

いま、だいぶ先に講演の約束があり、その準備を兼ねた論文をひとつ書いています。わたしのところにくる注文は相変わらず「自己」という問題にかかわるものが多く、それにからんで、またしても合奏の話をもちだしていたところでした。ちょうどそこに質問をいただいたわけで、これは繋がるという気持ちがあります。「バラバラな感覚が一斉に押し寄せる」とか、「場に身をあずける自由な感覚」とか、「小さな憑依体験」といったことは、合奏でもしょっちゅう経験することですから。

主語的な自己と述語的な自己

「自己」ということをいうとき、わたしたちは、自分のなかにあるなまなましく生きいきとした何かを――わたしはそれを表現するために「アクチュアリティ」という言葉を使っていますけれども――そういう活動中の何かを感じとっています。この活動中の動きのある自己を、仮に「述語的な自己」と呼んでおきたいと思います。文章で何かの動きやありさまを言い表すときには、それは必ず述語の部分で表しますから。

これに対して自己にはもうひとつ、「主語的な自己」といえるものがあると思います。それは、「私は医者だ」「私はここにいる」などというときの、文章の主語として出てくるような「私」のことで、そこには述語的な自己にあるような動きがありません。

つまり「述語的な自己」には、「医者であること」「ここにいること」といった「こと」の性格があるのに対して、「主語的な自己」は、「私というものは何々だ」というような「もの」の性格をもっています。この「私というもの」について、「医者であること」「ここにいること」「疲れていること」などなどの述語が述べられるわけで、主語の「私」はそこにつけられる述語がどのようなものであれ、いつも固定的な同一性に閉じ込められた「もの」だといっていいでしょう。あるいは、述語的自己のアクチュアリティに対して、実在的な人物としての「私」のリアリティだといってもいい。そういうリアリティとしての「私」の同一性がないと、社会人として日常生活を送ることができません。

しかし、このリアリティは固定的なものですから、生命的ななまなましさには欠けています。ですから、それに支えられた「主語的な自己」も、当然ながらなまなましさに欠けています。なまなましいのは、あなたが演劇の中で感じたような、あるいはわたしが合奏の中で感じたような、いままさに活動している行動中の「自己」、つまりアクチュアリティに支えられた「述語的な自己」のほうです。

主語的、述語的という言い方がわかりにくいかもしれませんので、もう少し説明しておきましょう。

「私というものは」とか「机というものは」「部屋というものは」など、文章の主語として置かれた「私」「机」あるいは「部屋」は、文法的にいえば、いずれも「もの」を表す名詞や代名詞、つまり体言です。アリストテレスは、「主語になって述語にならないもの」を実体と呼びました。実体というのは、要するに「もの」のことです。

これに対して述語は、「私は話している」「机がここにある」「この花は美しい」といったように、動詞、助動詞、形容動詞といった用言で成り立っています。用言というのは「もの」ではなくて「こと」を言い表すための言葉ですね。

ところで、述語が成り立つためには、それを成り立たせている場所が必要です。主語と述語を含む文章はなんらかの判断を表現していますが、「この花は美しい」といえば、この美しいという「こと」は、それを美しいと判断している「私」がいるからこそ成り立つわけですし、「ここに机がある」という「こと」は、そう判断している主体としてのこの「私」において成り立っているわけです。つまり述語というものは、判断がそこにおいて営まれる、主体的な自己という場所がなければ成り立たない。その意味では、あまねく客観的に成り立っているわけではないのです。

合奏でも演劇でもそうだと思いますが、この述語的な感覚で捉えられた、いまここでその「こと」が生じている主体的な場所としての「自己」、これをわたしは「述語的自己」という言葉で表現している、とりあえずそういっていいと思います。舞台の上のあなたに「バラバラなものが一斉に押し寄せた」のは、主体として参加しているあなたの述語的な「私」あるいは「自己」という「場所」においてであって、そのことは能動とも受動ともつかない「浮遊感」や「ある種の肯定的な諦め」や「そこから生じたスピード感」についても同じことがいえるのではないでしょうか。繰り返しますと、そういうふうに述語的に捉えられた「私」や「自己」、つまりアクチュアリティとしての「自己」ですね、そのほうが、主語的・名詞的な「自己というもの」として固定的に捉えたリアリティとしての「自己」よりも、ずっとなまなましい。

ふだん「自己」とか「私」という場合、自己の構造に含まれるこの二重性について、わたしたちは、明確に区別することなく、ただ漠然と感じとっているに過ぎません。さきほど、わたしはリアリティとしての「自己」の同一性がなければ日常的な社会生活が成り立たないといいましたが、しかし、存在論的に重要なのは、むしろなまなましいアクチュアリティとしての自己、あるいは述語的な自己のほうだということがわかります。リアリティとしての自己が、アクチュアリティとしての自己に裏づけられて、はじめて本当の意味で、自己が自己だということがいえます。

「述語的自己」のほうが重大であることは、演劇や音楽に限らず、例えば統合失調症や離人症といった病気の患者さんたちのことを考えてみてもわかります。つまり、彼らにおいて稀薄になったり、成り立たなくなってしまうのは、「主語的な自己」ではなく、「述語的な自己」のほうなのです。

音楽は「あいだ」で鳴っている

統合失調症の患者さんには、実際に発病してわたしたちのところへ連れてこられる前に、自分一人でとても苦しむ時期があります。十代の半ばころの人に多いのですが、自分にはほかの人たちのような自己がない、主体性がないと気がついて、非常に苦しむわけです。

そんなとき、前にもどこかで書いたことがありますが、わたしの患者さんのなかには高校の演劇部などに入って、演技することで自己を身につけようとする人が何人かいました。それが一人ではなかったものだから、ああ演劇には何か自己の成立に役に立つようなものがあるんだな、役に立ったのか、あるいは役に立たなかったから患者として精神科を訪れることになったのか、そこははっきりしないけれども、少なくとも自己を確立するために求めるようなひとつの場所ではあるんだなと思ったことがあります。何といいますか、そういう意味では、演劇には、「述語的な自己」を見失って不適応に陥った人がそこであらためて「述語的な自己」を見出そうとする、そんなところがあるのかもしれません。

「述語的な自己」を見出すということでいえば、これは合奏でも同じことです。これは先ほども挙げた『あいだ』という本の中に詳しく書いたことですけれども、あの本では「述語的な自己」という言い方は表に出さなかったので、もう一度お話ししてみましょう。

何かの曲を合奏しようというときに、わたしたちは、CDなどに録音されているその曲の名演奏を予め知っています。私はピアノを弾いていたのですが、誰それというピアニストなら、ここはこんなふうに弾くということがちゃんと頭のなかにある。

しかし、それをそのまま実際の演奏の場に持ち込もうとしたら、途端に駄目になります。わたしたちの場合は素人の合奏ですから下手糞ばかりが集まっていたわけですが、下手は下手なりに自分の弾き方で、自然発生的・自発的に音を出していかなければ、生きた演奏はできません。いったん合奏がはじまれば、曲には曲自身の勢いというものがありますから、ここはこう弾こうなどと頭で考えていたら、とても追いつくことができません。全体の流れの中で自分のパートを自分なりに音にしていく、ただそれに徹するしかないわけです。

これは『あいだ』のなかでも「合奏の構造」という形で書いたことですが、ある程度の水準をもった演奏者同士が合奏する場合、ほぼ次の三つの段階が想定できます。

ひとつは各自が楽譜を忠実に再現しようとするだけの初歩的な段階。つまり、各自が自分の技術水準に従って、メトロノーム的な正確さだけを求めて演奏する場合です。この場合は、仮に合奏が成立するとしても、演奏者各自が外にある楽譜に合わせよう、合わせなければならないという緊張を強いられていますから、「述語的自己」といえるようななまなましさや自然さ、あるいは自由な感覚はほとんど生じません。ですから、リアリティとしては正確に進行しているような、整然とした演奏ということなら場合によっては望むことができるかもしれませんが、生命感が躍動するような深い感動は生まれないといっていいでしょう。演劇でいえば、演技者が台本や演出家の指示を忠実になぞるだけの段階といっていいのかもしれません。

二番目は、物理的な正確さから抜け出して、個々の演奏者が共演者の演奏に合わせようと努力する段階です。この段階では、面白いことに、演奏者の中にかなりの力量差があっても、場合によって、一人の力が全体の演奏の質を飛躍させてしまうことがあります。音楽好きの人なら周知のことだと思いますが、あまり名も知られていないようなオーケストラでも、優れた指揮者や演奏家が参加したとたんに、驚くほど素晴らしい名演奏を聴かせてくれることがあります。これは、その名人の演奏が、つまりその名人の「述語的な自己」が、正確さだけにとらわれた合奏全体の閉じた演奏を開いて、生命感に溢れた、一人ひとりの「述語的な自己」を引き出してくれるからだといっていい。「述語的な自己」には、そういった他人への感染力があると思います。演劇の場合は、相手役によって演技が変わったなどということがあるようですが、それと同じことかもしれません。

さらにもうひとつ上の、メンバー全員がある程度の技術と芸術性とを備えているという理想的な場合を考えてみます。ここでは、初歩段階の正確さにとらわれた緊張はもちろん、楽譜や相手に合わせようとする意識すら消えてしまいます。一人ひとりの演奏者が各自の力量と技術を発揮して、各自の「述語的な自己」を瞬間ごとに実現し、しかもその結果として、ひとつのまとまった自然な流れとしての合奏が成立します。あなたはさきほど、演技者個人の体験として「突然剝き出しになった身体感覚が、バラバラに、しかも一斉に襲ってくる」という言い方をしたわけですが、この場合の演奏には、それと似たことが、演奏者個々というよりその「あいだ」で、全体として起こっているように思います。わたしたちは、そこにアクチュアリティとして起こっているものを指して音楽と呼んでいるのかもしれません。

合奏の場では、わたしはわたしの指でピアノを弾いているのですから、当然ピアノの音しか出していません。ところが、わたしの耳には、ピアノの音だけではなく、共演者が奏でるヴァイオリンとかチェロとか、いろいろな楽器の音が同時に聴こえています。音楽というものは、部分の寄せ集めではなくひとつのまとまった勢い、あるいは全体の流れにほかなりませんから、わたしも共演者も、それぞれのパートで自分の音を奏でながら、同時にその全体の流れのなかにいることになるわけです。このことをわたしは、『あいだ』という本のなかで、こういう言い方で書きました。

最後の理想的な段階では、それぞれの演奏者が、すべて各自のパートを独自に演奏しているという確実な意識をもっているだけではなく、他の演奏者すべての演奏をまとめた合奏音楽の全体すら、まるでそれが自分自身のノエシス的自発性によって生み出された音楽であるかのように、一種の自己帰属感をもって各自の場所で体験している。しかしその次の瞬間には、音楽全体の鳴っている場所がまったく自然に自分以外の演奏者の場所に移って、演奏者の存在意識がこの場所に吸収されるということもありえる。音楽のありかがこのようにして各演奏者のあいだを自由に移動しうるということは、別の言い方をすれば、音楽の成立している場所はだれのものでもない、一種の「虚の空間」だということになる。

つまり、ここで「虚の空間」と書いたものが、わたしのいう「あいだ」だということになります。音楽は、演奏者各自の内部で鳴っていると同時に、聴衆の内部でも鳴っていますし、同時にそれぞれの「あいだ」でも鳴っています。そして、音楽が鳴る「あいだ」とは、各自の内部にあって、同時に各自のあいだにもあるという、不思議な場所だということですね。

自由な「自己」は、場を踏みはずさない

――合奏や演劇にははじまりがあります。あるいははじめるためのきっかけがあります。きっかけがきっかけとして働くのは、おそらく共有されている前提があるからで、譜面や台本などはその現われのひとつといっていいと思います。しかし、譜面や台本は生きる世界ではなく、手引のようなものに過ぎません。だから、いったん動き出した世界では、譜面や台本が後景に退き、演奏者、演技者の「述語的な主語」が前景に出る。とすると、その譜面だけでは表せない音楽とはいったい何なのでしょう。あるいは優れた音楽とはどういうものなのでしょうか。

木村　参加している人たちの内部でもあり外部でもある「あいだ」で鳴っている音楽には、演奏者個人の意志や意図を超えた、まるで生きもののような自律性があります。譜面にあわせて、ただ正確に演奏しようという段階であれば、音楽は各自の演奏が集まっ

て事後的にできあがるものといえばそれで終わりですが、いまも説明したように、感動を引き起こし、聴衆も自ら述語的に参加することのできる優れた音楽は、演奏自体に、未来を生み出す生命力があるわけですね。

うまく説明することが難しいのですが、その場合、演奏者は単純に共演者の音に合わせて演奏するわけではありません。そうではなく、音楽自体が自律的に、未来の音を、次に来る音を先取りしていて、それを演奏者が、自分の演奏行為によって実現するとでもいいますか、あるいは音楽自体に含まれる生命力に乗って、自分の演奏を述語的に実現していくといいますか、何かそういうところがあります。

面白いのは、そのときの演奏者には、譜面に縛られて演奏するときの、外部から強制されているという意識がまったくないことです。あなたは「能動的でも受動的でもない不思議な浮遊感」といったわけだけれど、そのときの演奏者は、むしろ完全に自律的な意識で音を奏でているといったほうがいい。つまり、自分の内部ではない「あいだ」の場所で鳴っている音楽の流れがもっている自律性と、演奏者個人の内部的な自律性とが、同じひとつの自律性として生起し、流れているわけです。音楽とは何かとおっしゃいましたが、それが音楽だというしかない。

名人同士の合奏には、一種のつかみ合いの喧嘩のようなところがあります。クラシック音楽の合奏もそうですが、ジャズのインプロヴィゼーションなどはその典型で、ジャズ・ミュージシャンのセッションでは、コード進行という約束事やリズムなどを水先案内にして、互いにぶつかりあう本当の意味での格闘がなされます。

しかし、そのように自由でありながら、彼らは全体として「音楽」をはみ出すことがないわけですね。このはみ出さないのはなぜかと考えてみると、やはり、音楽自体の自律性と演奏者個人の自律性とが、同じひとつのものとして生起しているからなのだと思います。

こういった構造は、合奏や演劇の場面だけにとどまらない、ある意味で人生の縮図のようなところがあります。こうやって二人で話をしているときもそうですが、四、五人集まってワイワイ話している場合でも、そこで進行している話に台本はないけれど、不思議なことに、場にそぐわない話は自然に排除される。何かの人間が集まってそういう無言の約束事が成り立ち、かといってそれに縛られることなく、話が自由自在に弾む。談論風発などという言い方がありますが、人間の社会というものは、基本的にそういう構造になっているのではないかと思いますね。

統合失調症の人というのは、そういった自然な流れに乗れない人、あるいは流れにまかせるのが苦手な人たちだということができます。あえてそういう言い方をすればそうなります。「自己」も、音楽や演技と同様、身長や体重のように計測可能な量としてあるわけではありませんから、外側から計測して客観的に見える何かのラベルを貼り、メトロノームのように数値の大小だけで語ることなどできないわけです。周囲の場全体の自律性と自分自身の自律性をひとつに合わせてゆく能力、これを「自己」というのだ、といってもいい。

現象学的精神病理学の基本的な困難

――場の流れを仮に空気と読みかえてみると、このところ流行しているKY（空気が読めない）という言葉を思い出します。若い人を中心に、ノン・KYで空気が読め、しかも飛躍できる人を好む傾向があるわけです。お笑い芸人やタレントなどがその典型ですが、空気を読んで場をはずさず、でも飛躍して流れを変えることができる人に人気が集まる。読めないことにこだわり過ぎると、同調圧力が強くなったり、はずれた者がいじめられたりする恐れがありますが、ガス抜きがあるおかげで、お笑いの現場などでは逆に空気が読めない人が笑いをとる場合もあります。「空気」については、「自己」についてもう少しうかがった後にあらためて蒸し返したいと思いますが、ＡＫＹ（あえて空気を読まない）などといってこの風潮を槍玉に上げる人がいますが、ガス抜きがあるのですから、そう窮屈に考えないほうがいいと思いますね。

統合失調症の話が出ましたが、わたしが先生のご著書に触れるきっかけになったのは、『異常の構造』*2の「あとがき」の末尾にある「私は本書を、私が精神科医となって以来の十七年余の間に私と親しくつきあってくれた多数の分裂病患者たちへの、私の友情のしるしとして書いた。そこには、私がしょせん『正常人』でしかありえなかったことに対する罪ほろぼしの意味も含まれている」という一節でした。〈しょせん「正常人」でしかありえなかったことに対する罪ほろぼし〉という一節が印象に残って、臨床の場での先生のお姿に、勝手な想像を働かせてきたところがあるのです。

この言葉に先駆的に暗示されている先生の精神病理学に対する考え方と感じ方について、臨床家という立場を踏まえてお話しいただきたいのですが。

木村　わたしは、精神医学の原論にあたるような精神病理学という領域を専門にしてやってきたのですが、この学問領域は、二十世紀のはじめにカール・ヤスパースが『精神病理学総論』[*3]という本を書いて確立したものです。ヤスパースは実存主義の哲学者として知られていますが、若いときは精神科の医者でした。しかし、わたしは、彼は精神科の臨床医としては評価できないと思っています。頭のよい、よくできる人ではあったけれど、患者を治療する力はなかったと思うのです。だから書物のなかに閉じこもり、臨床家ではなく哲学者として、精神病理学という専門領域を作ったのでしょう。

そのころスイスにビンスヴァンガーという精神科医がいまして、わたしは若いときにこのビンスヴァンガーの『精神分裂病』[*4]という本を日本語に訳したことがあるものだから、この先生とは直接お目にかかったし、お宅にも泊めていただいたことがありますが、彼の臨床医としての力量はたいへんすぐれたものでした。そして病院の院長として、大学には奉職せずに、あくまでも臨床医として、精神病理学のなかにフッサールやハイデガーの現象学的な哲学を持ち込んできた。わたしはそのビンスヴァンガーを出発点に

*2 『異常の構造』(木村敏、講談社現代新書、一九七三年)
*3 『精神病理学総論』上・中・下(ヤスペルス、内村祐之ほか訳、岩波書店、一九五三~一九五六年)
*4 『精神分裂病』(1)(2)(ビンスワンガー、新海安彦・宮本忠雄・木村敏訳、みすず書房、一九六〇年・一九六一年)

して、精神病理学者として活動をはじめました。

哲学者がものを考えるときには、自分自身をモデルにして考えるわけですね。例えばデカルトが「われ思う、ゆえにわれ在り」ということを考えたのも、自分の心のなかをじっと見つめて、省察して、その内省から結論として出してきたものです。カントでもフッサールでもハイデガーでも、同じことです。

それに対して、精神病理学者は医者ですから、自分のことばかり考えているわけにはゆきません。自分のことを考えないとはいいませんが、第一義的には自分ではなくて患者のことを考え、患者について何かをいうわけですね。そうすると、精神病理学に哲学を持ち込んで、しかも臨床医としては患者という他人についてものをいっている精神病理学者は、哲学者が自分自身をモデルにして考えた結論を、他人についての言述の参考にするというおかしなことになってしまう。

果たしてそんなことが許されるのか、これがわたしにとっての大問題でした。哲学者が自分自身をモデルにして考えたことを理解するというのは、自分自身をモデルにして追体験し、自分のこととして納得するということですね。それを患者さんについての考察に持ち込んで、自分がモデルであるにもかかわらず、患者さんのことをさも直接的にわかっているかのような顔をして、他人である患者さんについて何かをいう。この矛盾にはずいぶん悩んできましたし、いつも心のどこかに引っ掛かっていて、本当の意味での決着は、いまでもまだついていません。

哲学者、とくに現象学などの場合にはフッサールであれハイデガーであれ、あるいはほかの誰でもそうでしょうが、おそらく自分の意識や自分の世界をじっと反省的に見ていて、いわばそれを写生することから思索をはじめるのだと思います。そうやって非常に苦労しながら自分自身のことを言葉にしているに違いありません。

ところが、精神科医の場合には、見ているのが他人である患者さんの意識や世界ということになりますから、写生が写生になっているかどうかについての保証はありません。だからこそ、それを他人の心にあてはめていいものだろうかという疑問がわく。確かに、ある意味では他人を語るほうが自分を語るよりもやさしいところがありますし、外から客観的に言語化したのでは精神病理学としてまるで役に立ちませんから、内面の現象学的な言語化はどうしたって必要になるわけですが、でも、それが他人についてできるのかどうかという問題は、臨床の医者であるかぎりいつまでも残るわけです。

結果からいいますと、わたしは、それにもかかわらず精神病理学を続けてきました。

それは、学生時代からやっていた音楽、とくに合奏の体験から、さっきも話した「あいだ」ということを考え、「あいだ」の場所を共有しているかぎり、自分と他人とはどこか底のほうで通じ合っていて、先ほどいった「述語的」なレヴェルでものを見るかぎり、「述語的な他者」は「述語的な自己」とまったく同様に直接的に経験可能だという、信念のようなものに賭けていたからなんですね。

しかしそうはいっても、わたしにとって「他者」というものはいつも大きな課題でした。ごく近しい弟子のなかにも、わたしには本当の意味での他者論がないという批判をする人があります。他者について書いても、全部自分の心象風景といいますか、自分自身のなかにいる他者の話になってしまい、エトランジェとしての、恐るべき他者という言い方が適当かどうかはわかりませんが、そういう他者がいないという批判をずいぶん受けてきました。

仮面と自己の二重性

——自分自身のなかにいる他者ということで思い出したのですが、仮面劇というものがありますでしょう。日本の能やお神楽がそうですし、秋田のナマハゲのような地方の民俗的な習俗にもそれに類するものがある。

演劇にも仮面をつけて行なう訓練があるのですが、あれをつけると面白いことが起こります。視野が狭くなり、仮面と顔の皮膚の隙間を通して自分の呼吸の音が聞こえてくるので、集中の度合いによって、いつもとは違った体感をもって周囲と向き合う自分が出現するのです。先生の言葉をお借りしていいますと、日常の主語的な自己の仮面が剥奪され、述語的な自己が出現するということかもしれません。仮面というモノを被るコトによって、見えない日常の仮面が剝げ落ちるというか。

木村　ビンスヴァンガーは、われわれは他人を知覚するときに、他人のペルソン(Person)を知覚するという言い方をしています。それと、これはビンスヴァンガーと親しかったフランスの精神病理学者ウジェーヌ・ミンコフスキーなどもそうなのですが、精神医学で他者論を語るときには、他人のpersonne、ペルソンヌということをしきりにいいます。わたしたちにとっては、西洋語のこのペルソン、パーソンという言葉が、非常に捉えにくい。日本語で「人格」とか「人物」とか訳してみても、この言葉の感じは伝わらないと思います。

実はこのペルソンという言葉はラテン語の「ペルソナ」から来ていて、この「ペルソナ」には元来、演劇で役者が被る仮面という意味があるわけですが、これがひとつのヒントになるかもしれません。

昨年（二〇〇七年）の四月にウィーンで実存分析の国際学会があって、そこで講演を依頼されました。先方からの依頼で「あいだ」ということについて話をしたのですが、日本語では人間のことを「人の間」と書きますでしょう。これは元来が中国語で、中国では文字通り、人と人との間にある「世間」というぐらいの意味をもっています。日本では、その意味でこの言葉を使うときは、「ジンカン」と発音することになっているようです。しかし、この言葉が奈良時代に日本に入ってきたとき、当時の日本人はこれを世間の意味ではなく、一人ひとりの人の意味に理解してしまった。そしてそれを「ニンゲン」と発音して現在に至っているわけですね。

これはいわば外国語である中国語の誤読なんですが、このような誤読が起こりえた素地には、日本人がその当時から、個々の人間が人間として生き、人間として認められるためには、そこに「人と人とのあいだ」が含まれていなければならないという認識をもっていたということがあったのに違いありません。だから日本語の「人」の概念には、もともと「あいだ」が入っている。そんな話をしたのです。

そのときに話したことなんですが、ひょっとすると、西洋語のperson、ペルソンにも、それと似たような含みがあるのではないかと思うんですね。ペルソンという言葉には、その人自身というよりも、仮面として他人に見せている自分というニュアンスがありますから、そこに何かの二重性があるのではないか。ドイツ語で人のことをMenschといいますが、メンシュではなくペルソンというときには、何か相手に自分を見せているといった、そんな含みを感じるということですね。ユングの心理学でいうペルソナは、端的に、他人に見せるための仮面を被った自己のことですから。

だから、それに気づいたときに、ペルソンという言葉に含まれた二重性がちょっとわかったような気になりました。

もうひとつ仮面ということでいうと、お能で面を被って出てくる人物にははっきりと何か二重性がありはしませんか。怨霊がくっついていたり、前世がくっついていたり、その人だけではない何かを背負っているような気がします。全部がそうなのかどうかはよく知らないけれども。

わたしのような仕事をしていますと、統合失調症になりやすい人といいますか、すでに病気になった人たちの子ども時代の話を、家族から聞くことがあります。すると、そこに一定のパターンがあるのです。端的にいうと、その人たちは子どものときから裏表のない子だったというのです。つまり、仮面を被らないし、被れない。そういう子どもは嘘をつきません。

嘘をつかないというと、普通は正直でいい子だというポジティブな評価を受けるわけですけれども、嘘をつくという能力は、わたしは実は人間特有の優れた能力だと思っています。動物や植物は、ひとつの種として、捕食者というか敵の目を欺くために擬態という嘘をつくことはありますが、同じ種の内部で個体として他の個体に嘘をつくということは、専門家でないので断定はできませんが、あまりないのではないでしょうか。生態学の人に聞いてみなければいけませんが、どうもそんな気がします。

人間はそんな動物とは違って、同じ人間同士で嘘ばかりついているわけでしょう。これは悲しいことだけど、もしその能力が欠如すると、自己の内面がもっと悲しいことになるのではないでしょうか。嘘というのは、自分の内面に合わせて他人の内面もある程度までわからないとつきようがないものです。だから、嘘がつけないのは他人の内面がよくわからないからだということもできる。

このごろの科学哲学で、よく「心の理論」theory of mind ということがいわれています。単純に言ってしまえば、他人がついた嘘を見破る能力、見かけとは違った他人の内面を見抜く能力のことですね。どうして人間には他人の心がわかるのかという巨大な課題があるからそういう理論も出されたりするわけでしょうけど、他人の嘘を見破れるというのは、結局、自分も嘘をつくことができるからですよね。お互い様ということです。統合失調症になる人というのは、嘘がつけない人たちだから、それができない。つまり、仮面が被れないということなのでしょう。

精神科医師の仮面

――健常者という言い方が適当かどうかわかりませんが、日常のわたしたちは仮面は被れるし、そうしないとやっていけないから被るけれども、どこかでいやいや被っているところがありはしませんか。そうでないと、舞台で仮面を被って見えない仮面を脱ぐときの解放感が説明できません。

木村　そうですね。これは、役柄とか役割とかいうことと関係があるのかもしれませんが、わたしは、大学の医学部の教師を長らくやってきたわけです。退職して十四年になりますけれども、辞めたときに感じた解放感は実に大きなもので、まさに見えない仮面を脱いだときのそれに近かったかもしれない。

どういうことかといいますと、わたしはもともと医者でありたかったわけです。大学の教師になるつもりなど毛頭なかったし、ビンスヴァンガーにならって臨床医として一生を過ごしたいと考えていました。ドイツに留学したときも、日本に帰ったら大学に戻らず、どこかの病院に勤めようと思っていました。勤め先の病院も、もう決めていたのです。ビンスヴァンガーも最後までずっと病院の院長でね、大学に勤めたことはありませんし、それであれだけの仕事をした。それが若いころのわたしの理想像でした。ところが、いろいろな事情がありまして大学に戻らざるをえなくなり、日本に帰ってまず名古屋市立大学、ついで京都大学で教えることになってしまいました。

そこで何に困ったかといいますと、わたしは若い人に教えること自体は好きなのです。患者さんを診ていてこういう場合にはこうするんだというふうに、何か臨床的なコツのようなもの、この患者さんはここに注意して見ておけばいいというようなことを教えることは、苦にならないし、好きなのですね。

ところが、大学の教師というのは、この学説ではこの問題はこういわれているというように、コツではなく理論を教えなければならない。わたしにはこれが大きな苦痛でした。でも、そこは押し殺して仮面を被らないことには仕方がない。仮面を被りながら何とかやり繰りせざるをえなかったわけですが、定年でその仮面を脱ぎ捨てることができたときの解放感は本当に素晴らしかったです。

もうひとつは、精神科の診察には、密室のなかで、患者さんと二人きりでじっくり話し合わないと成り立たないところがあります。ところが、大学で若い医者や学生にそれを教えようとすると、患者さんとの二人のまわりにそれを見学している人がいることになる。大学ではそれをしないとどうにもならないですから、仮面をつけて必死になって勤め上げるしかなかったわけですけれども、これは辛かった。辛いのは患者さんも同じです。だから、今日はちょっと我慢してくださいよといって謝るわけです。

精神科以外の他の科では、この問題はほとんど起こりません。大学病院へ診察を受けにくる患者さんは、見学者がいて当然と思っているところがありますし、一対一じゃなければ成り立たないような何かが、診療自体のなかにあるわけでもありませんから。精神科はそこが根本的に違います。精神科では、主治医以外の人がその場にいたりすると患者さんがいつもと違ってしまうのです。見学者のあるなしによって診察そのものが変わってしまうのです。だから、大体は看護師さんにもついてもらいません。

さらに、病院勤めの場合は、初診で看た患者さんをずっと自分がフォローするという主治医としての位置づけがあるでしょう。ところが大学の教師はそうはいきません。初めて診た患者さんに診断をつけたり治療方針を決めたり、そこまではすることができますけれども、あとは講義や何かに時間を取られて、結局、若い先生に診てもらうことが多くなる。そうじゃなければやっていけないわけですが、自分で診察して診断をつけた患者さんを、その後も自分が主治医になって治療できないというのは、医者としては辛いことです。やっぱり大学に戻るべきではなかったと痛感しましたね。

それともうひとつ、大学の教授などをやっていると、マスコミからいろいろ取材されますね。これがわたしには苦痛だったのです。世の中で奇妙な事件が起こると、新聞社から電話がかかってきて、何かコメントをいえといわれますが、わたしは一切答えないことに決めていました。自分で実際にその人を診察して、治療してみないと、その人の病気について意見はいえないというのが、昔からの変わらぬ意見です。会ったこともない人の内面的な状態を説明しろなどというのは、無茶な話ですよ。

症状と病気

一般的にいって、精神科の初診というものは、患者と医師の非常な緊張関係からはじまることがほとんどです。というのは、患者さんが自分から求めて医者のところにくるわけではなくて、不承不承といいますか、誰かにいわれ、抵抗しながら連れてこられる場合がほとんどだからです。最近は、軽い鬱であるとか強迫障害や不安障害といった神経症レベルの病気でしたら、自分が苦しいので自分から医者のところに治しにくる場合があって、これなら患者さん自身の意志でくるわけですから、内科や外科の診察とそう違わないといえるところがありますが、わたしが専門にしている統合失調症の場合はそうではありません。

わたしは、統合失調症には、まず本人が一人で非常に苦しむ時期があると思っています。しかし、その時点は医学以前の段階で、患者さんは悪戦苦闘しているけれども、まだ発症はしていません。そして、発症すると、それまでの本人が苦しむ時期に代わって、今度は患者さんがまわりの人を苦しめる時期がくるわけですね。支離滅裂なことをいいだしたり、何にも反応しなくなったり、妄想や幻覚に襲われたり。それで、困り果てたまわりの人たち、つまり、家族や友人や職場の人たちが、その人をわたしたちのところに連れてくる。

ですから普通の病気だったら、患者さんは、医者は自分を助けてくれる人であると思っているのに、統合失調症の初診のときには、医者は自分を排除しようとする敵側の人間といいますか、自分を迫害する陣営の一味に過ぎないということになります。ですから、診察もたいへんな緊張感のなかではじまるわけです。

それが、何回か会って話を聞いていくうちに、患者さんがこの人は自分の周囲の人とはちょっと違うんじゃないかと感じはじめ、そうなってはじめて、自分がどんなに苦しかったかという話がはじまるわけで、普通にいわれる意味での医者患者関係や治療関係は、そこでようやく成り立つのです。そこになってはじめて、その人について何かをいおうとすればいえるようになる。ですから、一度会っただけでものをいうなどということは、そもそもできようがない。

ところが、現代の精神医学は、基本的に、そういう構図になっていないところがあります。患者さんとじっくり話をして、患者さんが本当に苦しんでいる問題について何かがわかって、そこではじめて診断がつくのではなく、表に出ていて目に見える症状だけでものをいおうとするようになってきている。

風邪をひいたら熱が出る、クシャミが出るというように、症状というものは、まず病気があって、その病気がもとになって出てくるものです。風邪の場合だったら、放っておいてもだいたいは治ってしまいますから、医者が患者の求めに応じて、クシャミの出なくなる薬とか、熱を下げる薬とかを処方しても、たいした問題はないのですが、熱やクシャミというのは、ウィルスに冒された身体が、炎症という防衛反応を起こしているから出てくる症状であって、生体にとって有意義な自己治癒機制なのです。針で刺されると痛い、この痛いというのも症状ですけれども、もし何かに刺されても痛くなかったとしたら、知らないうちにいっぱい傷ができてしまって、困ったことになるでしょう。痛みというのも、自然な防衛機制です。

症状と病気のこの関係は、精神科でも同じです。患者さんには症状を出すことで一種の自己治癒のようなことをしているところがありますし、医師はそこを見極めなければならないわけですけれども、いまは、精神病になるのは脳が生科学的な変化を起こして例えばドーパミンなどという物質を出し過ぎるからであって、それが幻覚や妄想を引き起こすんだといった考えにとらわれている。精神医学も症状を消すことしか考えない。脳機能の研究自体は大切なのですが、それがもっと深いところにある心それ自体の病気の原因や病理の解明を妨げているとしたら、これは大問題でしょう。

家族や周囲の社会に迷惑をかけているのは症状です。病気そのもので迷惑をかけているわけではない。だから、症状を除去することが周囲からの期待に応えることになる。症状が消えたら治ったということになる。精神医学が症状だけを見るというのと、患者自身のことより周囲の社会の安全を考えるというのとは、実は同じことの両面なんですね。

わたしには非常に辛い記憶がひとつあります。薬を使って症状をきれいに取ったら、その患者さんが自殺してしまったということがあるのです。症状を取られるということは、患者さんにとっては自己防衛手段を奪われることと同じですから、あとは自殺するしか仕方がなかったということなのだろうと思います。まだ若いころの出来事ですが、そのときにこれはいけないと思いました。

症状はひとりでに消えるまで無理にとってはいけないという考えは、そのとき以来、いまもずっと変わりません。患者さんがあまりに興奮しては診察自体が成り立たないし、妄想や幻覚がひどいと患者さんの社会人としての評価に関わりますから、薬はそれなりにやはり使いますけれども、それで症状をきれいにとってしまおうなどということはまったく考えません。風邪と同じで、症状は出す必要がなくなれば自然になくなります。症状が出るのは、生きる力、病気と闘う力があることの証拠なのですね。

しかし、ここ二十年、三十年、精神医学というのは、まったくそうではなくなってしまいました。症状をとること以外は何も考えなくなってしまっています。いまの状態が続けば、精神病理学という学問は、日本の医学界からいずれ消滅するかもしれませんし、ことによると実質的にもう消滅しているのかもしれない。病理学というのは、これは身体の病理学でも同じだと思いますが、病気そのものの成り立ちを研究する学問であって、症状のことは、病気の本質と関係があるかぎりでしか問題にすべきではないのです。脳の変化を除去して妄想をとればそこでお終い、精神医学が行なうのはそこまでということになっていけば、精神病理学なんて学問は必要がなくなる一方でしょう。

病因論の排除

アメリカの精神医学会（ＡＰＡ）が作成したＤＳＭ（Diagnostic and Statistical Manual of Mental Disorders）つまり『精神疾患の診断・統計マニュアル』[*5]という、

*5 『DSM-IV-TR 精神疾患の診断・統計マニュアル』（American Psychiatric Association、高橋三郎・染矢俊幸・大野裕訳、医学書院、二〇〇三年）

精神科の医師が診断を下す際に使用する指針があります。それぞれの病気にいくつかの症状が並べてあって、そのうちいくつ以上確認できたらその診断を下していいという基準を書いてあるわけですが、一九五二年に初版（DSM-I）が出て、その後何回か改定され、いまは第四版が使われています。アメリカだけではなく、世界的に、もちろん日本にも普及しているものです。

このマニュアルが作られた一番の要因は、統合失調症をまだ精神分裂病といっていた時代のことになりますが、精神分裂病の診断が各国、あるいは各大学でずいぶん違っていたという事情がありました。世界にはその国ごとに代表的な精神科医がいますから、それぞれの理論で精神分裂病と呼ぶものが異なっていて、同じ英語圏でも、アメリカとイギリスとではずいぶん違いがあったのですね。

そうするといったい何が困るかといいますと、科学雑誌には、例えばこの病気にこの薬を使ったらこんな結果が出たという論文が載るわけですが、そもそもの診断が違うと、実験自体の客観的な根拠が成り立たないわけですね。それでは困るということで、アメリカの人たちが統一診断基準を作ろうと考えた。アメリカという国は、何でもかんでも客観主義ですから。

ところがね、そのマニュアルには病因論が一切入りませんでした。なぜかといいますと、病因論には学者によっていろいろな説があって、学者というのは容易に自説を撤回しませんから、病因論を入れると統一がとれないという事情があったからです。そこで統一をとるために症状を使おう、例えば十個の症状を並べて、そのうち何個があてはまったらこういう診断にしようと決めたわけです。

そういう具合で、病因論は一切排除しましたから、実質的に精神病理学を排除したというに等しいことになってしまった。すでにいったように、症状は病気ではなく病気に対する脳の反応に過ぎません。脳の変化だったら薬で消すことができる。結果として、病気を診ずに症状だけを見るという精神医学を助長してしまったのです。

こうなった裏には、実は、製薬資本と医学界との関係もあります。いまの製薬会社の大学や病院への売り込みは猛烈なもので、莫大な額のお金が動いていると思います。製薬資本が利益を求めて、こんな症状にはこの薬がよく効くという宣伝をして、その結果、症状だけで判断する診断基準作りを推し進めたという一面があることは否定できません。

鬱病と鬱症状

薬と症状ということでいいますと、最近は鬱状態の人が多くなって、抗鬱薬の投与が増えています。精神科医だけでなく、内科の医者でも気軽に抗鬱剤を処方しています。この状況と鬱病の理解については、誤解されやすい問題もあるので、一言だけ触れておきましょう。

わたしが、日本で鬱病の精神病理学の走りになったテレンバッハの『メランコリー』[*6]という本を訳したころ、彼がこの本で扱ったメランコリーの患者さんは、臨床的にもたくさんいたのですが、いつの間にか減少してしまいました。その理由についてはよくわかっていません。

わたしが、一般の方や若い精神科医たちの鬱病の理解、あるいはメランコリーの理解に少し誤解があるのではないかと思っているのは、テレンバッハが「メランコリー」と呼んでいるのは、けっして鬱病一般を指して使っているのではなく、ある特定のタイプの鬱病についていっているということです。

彼がメランコリーと呼んでいるのは、単極の、つまり鬱病相しかなくて躁病相のない鬱病、さらに心因性でなくて内因性の鬱病のことです。これは、元来それほど多くはない病気で、ですから、鬱といえばすべてがメランコリーだと考えるような理解は間違っている。わたしが減っているといったのはこのタイプの鬱病のことで、いま増えていると考えられている鬱病のほとんどは、テレンバッハの定式に合致しない、このタイプ以外の鬱病なのです。

日本でこのメランコリー以外の鬱がやけに増えていることは間違いありません。少なくとも鬱に効くという薬はすごい勢いで出回っていますし、そういった薬をほしがる患者さんは急増しているのでしょう。しかし、薬は鬱という症状を生む脳の変化に対して効くだけですから、いまは鬱病が増えているというより、それとは違う原因による鬱症状が増えているということなのだと思います。

鬱は症状ですが、「メランコリー」というのは症状ではありません。テレンバッハは、いわゆるメランコリックな気分を指してメランコリーという病名をつけたわけではなく、内因性の単極鬱症状が出てくるような、その症状の根底にある病気に対してこの病名を

＊6 『メランコリー』改定増補版（H・テレンバッハ、木村敏訳、みすず書房、一九八五年）

つけているわけです。簡単にいってしまえば、テレンバッハのいうメランコリーになりやすい人というのは、病気になる前から対人関係の秩序を重んじる律儀で几帳面な人で、生活上のいろいろな変化でその秩序が保てなくなった、それを「取り返しがつかなくなった」と受けとめて鬱症状を出してしまうのです。最近、この種類のメランコリー型の鬱病が減ってきているのと、社会全体の秩序感覚のようなものの変化とのあいだに、何か関係があるのではないかという気がしています。

自己論ことはじめ

統合失調症には、その主立った症状や経過によって分けられた、破瓜型とか緊張型とか妄想型とかの亜型分類がありますが、わたしはつむじ曲がりですから、症状はあまり出ないけれども本人が「自己」の問題で苦しんでいる、「単純型」あるいは「寡症状型」統合失調症と呼ばれる病型を中心的な研究対象にしてきたわけです。この病型では、妄想や幻覚や興奮といった症状で、基本的な病理を防御することができませんから、患者本人の苦しみはそれだけ強いですし、治療場面でも、表面的な症状が少ないぶん、基本的な自己の病理にアプローチしやすいという利点があります。

実をいうと、統合失調症のこれまでの精神病理学は、妄想論で華やかな成果を上げてきたわけです。精神病理学の創始者であるヤスパースもその典型で、彼は妄想論で立派な論文を書いて、あの地位を築いたわけですし、二十世紀前半の統合失調症の精神病理学は外国でも日本でも、まずほとんどが妄想論だったといってもいいくらいです。

ところが、わたしは若いときから妄想は病気ではなくて症状だと考えていましたから、ずっと妄想論抜きの精神病理学でやってきた。妄想についての論文もいくつか書いていますが、数は非常に少ない。というわけで、わたしの中心的な主題は自己論とか他者論とか「あいだ」論とかいうことになったわけです。

では、なぜ妄想や幻覚でなく、自己や「あいだ」を論じるようになったのか。

そこがちょっと自分でもわからないところですが、とにかくわたしが統合失調症について最初に書いた論文が、「精神分裂病症状の背後にあるもの」[*7]というタイトルでした。どうして精神分裂病症状についてではなく、その「背後にあるもの」についての論文を

*7 「精神分裂病症状の背後にあるもの」（一九六五年）／『分裂病の現象学』（木村敏、弘文堂、一九七五年）所載

書いたのか。書いたのは確か一九六五年だったと思いますが、わたしは三一年生まれですからそのとき三十四歳、処女作としては遅いけれど、まあ若かったことは間違いありません。しかも、載せたのが医学雑誌ではなく『哲学研究』という哲学雑誌でした。いま読むと気恥ずかしいほど肩に力の入った不自然な文章ですけれども、これが最初の自己論になります。

さっきお話しした、精神科医として患者という他者の内面を語ることに対する抵抗は、そのころからありました。さきほどもいったように、果たしてこんなことを他人についていっていいのだろうかという思いは、いまでもあります。ただ、合奏のときでもそうですが、一対一でじっくり話し込むときには、相手と何かを共有しますでしょう、「空気」といっても悪くはないような何かをね。その共有している何かが、どういったらいいんでしょう、さきほどの話でいえば、わたしがわたし自身を「自覚」している述語的な場所であり、同じように、わたしの前にいる人も、同じその述語的な場所を共有しているとすると、これはそれぞれの内面的な自己の自覚が、共有している同じひとつの場所で出現しているだけの話で、もとは一緒だという気持ちが、わたしにはあるのです。自己と他者のあいだに一種の通底構造のようなものがあって、相手のことを語るパイプはきちんとあるといいますか、そういうことで、無理矢理に自分を納得させているところがありますけれどね。

ただ、患者さんとのあいだで、この通底するものをどう理解したか、それを確認しあうことは非常に難しいです。このインタビューのように、聞き手がそれを書き取って、話し手がそれを後から確認したり修正したりすることはまずできないですから。

従って、昔は症例を詳しく書くということをしていたのですが、このごろは、ほとんどそれをしなくなりました。他人の内面について書くということ自体もそうですが、それを書きっぱなしにすることが果たして許されるのだろうかということですね。ただし、書かなくなってしまえばそれでいいかといえば、たぶんそれも駄目なのでしょう。そういうことで、最近はわたしに限らず、一種の倫理的な理由から詳細な症例を書かない風潮がありまして、これも精神病理学が衰退する大きな理由のひとつになっています。これをどうしたらいいか。患者さんに検閲してもらうわけにはいかないし、そもそもできない場合がほとんどですし。

「こちら側」にいる後ろめたさとは

　ところで、患者さんと共有している根源的な場所で、わたし自身の自覚と同時に成立する患者さんの内面を捉えるといいましても、そこでわたしが捉えているのは、あくまでも病気で苦しんでいる患者さんの自己だし、それを捉えているわたしは、ともかくもそれを職業としている精神科の医者なんですね。患者さんにとってわたしは自分を理解してくれるたった一人の人になりえたとしても、その患者さんは、わたしが診ているたくさんの患者たちの一人でしかないわけです。この不平等は、どうしようもない。本当に平等な連帯関係は、理想ではあっても不可能なんです。この章の冒頭で引用していただいた「しょせん正常人でしかありえなかったことに対する罪ほろぼし」、あるいは「制度からはみ出ることができていない」というわたしのかつての述懐は、このことと繋がっているのかもしれません。

　わたしが医学部を卒業したのは一九五五年ですけれども、当時はインターン制度というものがありまして、卒業後に一年間の無給生活がありました。いまは卒業してすぐに国家試験を受けることになっていますが、当時は受験資格を得るために、一年間の修業期間があったわけです。そんなわけで医師免許は五六年にもらいました。その年の五月か六月ころのことです。

それで、大学で三か月ばかりの基礎訓練を受けて、八月には岐阜県の山のなかにある精神病院に派遣されました。若い医者というのは、大学病院にいてもたくさんの患者さんを診ることなどできませんから、一度はどこか外に出ます。このごろは過保護になって、卒業したら二年間は大学病院とか設備の整った研修病院とかで研修し、その後にどこかへ赴任するわけですが、わたしたちのころは、医者になったらすぐに放り出されてしまった。

その場合でも、だいたいは赴任先の病院に経験豊かな先輩の医師がいて、手取り足取り丁寧に教えてくれるのが当たり前だったはずです。ところが、わたしが医者になったばかりのときに放り出された病院というのは、その前の年にできたばかりの病院で、悲しいことに先輩医師がいませんでした。岐阜大学からも二、三人ほどきていましたが、わたしと同年輩の人ばかりで、教えてもらえなかった。まったく一人で覚えるしかなかったのです。仕方がないものだから、いつも教科書みたいなものと首っ引きでやっていました。入院している患者さんのほとんどは、統合失調症の人たちです。

その病院に一年あまりいましたが、まだ独身でしたし、病院のすぐそばにある医員住宅で寝起きして、朝から晩まで病院にいました。患者さんを診ていないときには本を読んでいる、という生活です。郡上八幡《ぐじょうはちまん》の少し南の、何もない本当の山奥のことですから、喫茶店ひとつないし、出て行くところなどどこにもないわけです。

一週間に一度だけ、そこから岐阜大学へ行って精神科の研究会に出席するという研修日がありました。当時のことですからかなり時間がかかり、岐阜に一泊して大学に出ていたわけです。日曜は休みでしたが、休みでもほかに行くところがないから一日中病院にいますでしょう。結局はいつもと同じことで、いってみれば強制入院させられたのとそんなに違わない。部屋に鍵がかかっていないだけのことです。

それで、週に一回だけ、岐阜に出て患者さん以外の人に会いますでしょう。そうすると、俗世間の人たちというのはこんなに「嫌らしい」ものだったのかと痛感するわけです。病院の中の欲得のない人間関係が、本当に純粋に思えた。精神病者の世界と、一般の健常者の世界との違いを痛感したわけですね。わたしはその一年で、精神科の患者さんというものの純粋さを痛感しました。あの人たちにとっては、純粋だからこそ生きていくのが難しいわけですけれども。

これは、半世紀も前の、まだ二十代のころの話です。でも、そのときに自分は正常人であり、健常者であるという気持ち、つまり、週に一回といえども会って話をする俗世間の人たち、自分は、その汚れた欲得ずくの人たちの一味なんだという気持ちをもったし、以後もずっと同じように感じてきたと思います。引用してくださった文章は、そのあたりのことを書いたもので、いまでも覚えています。

陳腐な言い方になるかもしれませんが、患者さんは本当に純粋です。そうでなければそもそもそんな病気にはなりません。一般の健常者の世界は、基本的に損得づくの日常世界にしかアクセスがないでしょう。あのころはまだ若くて意識的に考えていたわけでもなく、何が本来的かということに本当の関心が向かっていたわけではありませんが、わたしは音楽を通してそういう日常とはまったく違った世界を垣間見ていましたから、それがない健常者の常識的な世界が、患者さんたちの世界と比べて、不浄で退屈に見えるということがあったのかもしれません。

「あいだ」の多重性について

「あいだ」ということを着想したのは、合奏体験がきっかけですから、医者になる以前の学生時代のことです。当時のわたしは、京大の人文科学研究所におられた長廣敏雄という先生に音楽を教わっていまして、この長廣先生というのがとても立派な方だった。京都大学の文学部を出て、考古学と美術史をやっておられたのですが、専門の考古学の分野では、中国の仏教遺跡の研究で朝日賞や恩賜賞を受賞なさった方です。そういう立派な学者なのですけれども、学生時代から音楽がお好きで、リムスキー・コルサコフの弟子のロシア人音楽家について、音楽理論と指揮を勉強された方です。その先生に音楽理論を教わったのですが、そのときに先生は、音楽というのは音の芸術ではない、音と音との関係の芸術だとおっしゃった。音楽で大切なのは、音と音との組合せというよりも、音と音との「あいだ」をどう組み合わせるかなのだということを、徹底的に教わったわけです。

まだ精神科へ行こうなどと考える前の話です。自分で合奏しているうちに、これも結局は関係の問題なんだということがわかった。そこからです、音と音、演奏者と演奏者、人と人との「あいだ」が問題なんだと考えはじめたのはね。

そうすると、当初は音を聞くとか声を出すとかと関係があるということで耳鼻科に進もうかとも考えていたのですが、耳鼻科だと「あいだ」の問題は扱えない。だから最後はやはり精神科にいくことにしました。

ちょうど、わたしがインターンをしているときに京大の精神科の教授が交代しまして、『異常心理学』[*8]とか『精神分裂病の心理』[*9]といった著作があったり、ミンコフスキーの『精神分裂病』[*10]なども訳したりしておられる村上仁先生が教授として着任されたことも、大きなきっかけになりました。学生時代には、あまり精神科の講義を面白いと思ったことがありませんから、村上先生が赴任してこられなかったら、ひょっとすると耳鼻科に進んでいたかもしれないと思います。

ですから、学生時代に音楽は音と音との「あいだ」にあるんだということを長廣先生から教わったということがまずあって、それから具体的な合奏体験で実感として体験した、自分と共演者との「あいだ」の感覚ですね。そこでは、こちらにいる自分と向こうにいる共演者との、いわば水平な「あいだ」といいますか、そういう広がりとしての「あ

＊8　『異常心理学』改定増補版（村上仁、岩波書店、一九七九年）
＊9　『精神分裂病の心理』（村上仁、弘文堂、一九四八年）
＊10　『精神分裂病――分裂性性格者及び精神分裂病者の精神病理学』（E・ミンコフスキー、村上仁訳、みすず書房、一九五四年）

いだ」と、自分自身の内部での、「主語的な自己」と「述語的な自己」というのは比較的最近の言い方ですけれども、実際に音を出している生身の自分と、合奏者の全員が共有している「場所」としての音楽の流れに没入し、そこに吸収されてしまっている自分との、自分のなかの、いわば「垂直」の「あいだ」、この、言葉にすると二つになるけれども、実際には単一の「あいだ」という感覚、この実感をもっていたことが、わたしを精神科へ導いてくれたのだと思います。自己といっても単純に一重ではないということは、そのころから考えていました。自己という言葉はまだ使っていませんでしたけれども、合奏をしながらそういった二重性について考えていたと思います。

このいわば水平の「あいだ」と、先にも出たペルソンの問題とか、それからあなたのいわれた仮面体験などに出てきた垂直の「あいだ」ですね。つまり、自己と自己との「あいだ」、自己と自己との関係も、けっして一重ではなく、多重性がある。自己とペルソンとの垂直の「あいだ」と、それを他者との関係に投影したときの自己と他者との水平の「あいだ」、この二つは、結局、同じ「あいだ」を横に見るか縦に見るかの違いなんだということに、いつからか気がついたと思うのです。

これはどうしても理論化の必要なことで、ただそういいっぱなしてしまっただけでは訳がわからないわけですが、さきほどいった、自分のことを見つめていれば他人のこともわかるというあたりのことも、これと関係があるに違いありません。

要するにわたしの場合、「自己」をそれ自身で成立している絶対なものとしては見たくない、あるいはそう見ることはどうしてもできないわけで、自己とはあくまで「あいだ」のことだというわけですが、「あいだ」には「もの」がないからこそ「あいだ」であるわけで、あるのは関係や動きだけだといってもいい。だから、実は縦も横もないわけですが、そういう「あいだ」が、たまたま自己と他者とのあいだにあるときは横になるし、自己と自己とのあいだにある場合は、縦になるということです。

「自己」は円の中心であり、円が無限大ならどこでも中心になりうる

自己のなかの垂直の「あいだ」、あるいは「あいだ」としての自己、それは自分自身をモデルにして哲学的、現象学的に見ていけば、そこで見えてくるから、わかりやすいところがあります。しかし他者のほうは、わたしが他者そのものを生きることはできないのですから、わたしの目の前のそこにいるその人として、水平にしか見ることができないということはもちろんあるのです。でもその水平にしか見ることのできない他者との

関係、この関係なら、これを自己のなかで垂直に見ることはできるはずなんですよ。ただし、これを言語化するのはかなり難しい。これをきれいに言語化できれば、わたしの仕事はあらかたすんでしまいますね。

Between という英語には two が含まれています。ドイツ語の「あいだ」は zwischen ですが、ここにも「二つ」zwei が含まれている。このように、まず二つのものがあってそこではじめて「あいだ」ができる、というのが普通の考え方だと思います。しかし、わたしは、そうではない、実は「あいだ」がまずあって、それがその両側の二つのものを分泌するというのか、作り出すのだと考えたいのです。その場合の「あいだ」は境界というのと同じですよね。「あいだ」は、境界と言い換えてもよい。境界というものは、それがあってはじめてその両側が成り立つようなものでしょう。

境界というのは不思議な場所です。民俗学などでは境界のことがよく問題にされますが、呪術性があるといいますか、何か特別な性質をおびている。わたしなんかが子どものころは、親から畳の縁とか部屋の入り口や玄関の敷居などを足で踏んではいけないといわれたものです。いまでも、そういうところを踏むのをためらってしまう、そんな力があるのを感じます。

この呪術的な性質は、空間的な境界だけではなくて、時間的な境界にも同じことがいえますね。例えば大晦日から新年へ暦が変わる境目。除夜の鐘や新年のカウントダウンなどは、若い人にも共通の、何か不思議な感覚を誘う時間ですよね。

ドイツ人の知り合いで、タイ人の奥さんと結婚した人がいて、その人はタイで境界にかかわる儀式や呪術の研究をしていたようです。その人が、タイ人には境界に対する特別に強い感受性があるといっていました。でも、これはおそらく特定の地域だけのことではないでしょう。世界中に共通する、世代を超えた感受性ではないかと思います。

わたしの友人に、同じ精神科医の中井久夫さんという人がいまして、ご存知だと思いますが、彼が「箱庭療法」からヒントを得て創案した絵画療法に、「枠づけ法」というのがあります。患者さんに絵を描いてもらい、それを媒介にして精神療法を行なうわけです。わたしはどうしてなのか芸術療法が苦手で、患者さんに絵を描いてもらったりしたことがまったくないのですが、中井君は診察室で患者さんにすぐ画用紙を渡して、何でもいいから絵を描いてくださいというんですね。

それで、まったく白紙の画用紙を与えられると、なにも描けない患者さんがいるらしいのです。ところが、こちらが鉛筆で紙の端に沿って線を引いて、枠を作ってあげますとね、途端に描きやすくなるらしい。境界を引くと、安心してそこに入ろうという気になるらしいですね。

境界のことでもうひとついいますと、わたしたちは普通、境界をある空間の縁として、あるいは周辺として考えるわけですね。例えば円の円周というのは、誰が考えても境界ですよね。でも、わたしは、垂直の「あいだ」ということと関係があるのだけれども、円の中心点もやはりひとつの境界ではないかと思うのです。中心は、円の周囲を囲っている空間的な境界とはまた違う意味で、いわば垂直な特異点といいますか、垂直な境界といった感じをもっています。西田幾多郎が、「自己」というものは円の中心で、無限大の円ならどこでも中心になりうる、というような面白いことをいっているのですが、これはとても当を得た見事な言い方ですね。それを読んだときに、なるほど中心はどこにでもある、自己はどこにいても円の中心という境界的なものではないかと思いました。

精神医学では、以前から「自我境界」ego boundary ということがいわれてきたのですが、若いころのわたしはこの言葉が嫌いで、自分と他者のあいだに自我境界などという垣根はないんだと思っていましたし、論文で実際にそう書いたこともありました。

しかしそのうち、境界といっても、なにも線を引っ張ってその両側に自己と他者を考える必要はない、境界そのものが自己と他者を生み出すのだと思うようになって、それから境界に興味をもつようになりました。精神科医が他人である患者さんについて、どうして哲学的に語れるのだろうという問題についても、実は自分のことを通じて他人を語るなどということではなくて、他人のことを語っているのだけれども、それは実は境界のことを語るという形で、自分自身のことを語っているのだと考えるのが、自然な考え方だろうと思うようになったわけです。

音のなかに「間《ま》」がある

「あいだ」についてもうひとつ。作曲家の武満徹さんとお話をしたことがあるのですが、彼は一音のなかに「間《ま》」があるというわけですね。「間」というのは音と音とのあいだにあるんじゃなくて、音ひとつのなかにあるんだという意味です。そのときは、意見が完全に一致して、自分でもさすがに驚いた。やはりわかっている人はいるんだなと感激してしまったわけです。彼がいったのは、音が鳴るときに、そこで鳴っているのが、すなわち「間」だということです。「間」というのは「あいだ」と同じ文字で表すわけですが、「あいだ」が境界だとすると、「間」も境界だといっていい。しかし、さきほどの円のたとえでいいますと、「間」は円周ではなくて円の中心点です。

　ですから、音にも自己と同じように、主語的で「もの」的な音と述語的で「こと」的な音との二重性があるといっていい。実際にそこで鳴っている音響と、その音がまさにそこで鳴っているという出来事との二重性ということになるでしょうか。ある音と、その音自身との垂直の「あいだ」です。その二重性のことを「間」と呼ぶことができるし、武満さんもどうやら、わたしが「あいだ」という言葉でいっているのと、まったく同じことを考えていたのではないかと思います。一般に「間」というと、時間的に水平線上で計測できるものと考える人が多いと思いますけれども、本当は垂直軸上の現象ではないか、ということですね。

「間」は邦楽でよく使われる言葉ですが、例えば鼓などをポンと叩いてしばらく時間をおいて、またポンと叩く。そのあいだに時間的な間隔があって、普通はそれが「間」だといわれているわけですね。この時間的な空白が、緊張感を生み出すと考えられていますす。しかし、わたしと武満さんが一致したのは、「間」というのはそういった音の途絶えた単なる空白のインターヴァルだけにあるのではなくて、鳴っている音そのもののなかにこそ「間」があるのだ、ということでした。音のなかにこそ、沈黙の「間」が、緊張をはらんで鳴っている、といいましょうか。

武満さんの『ノヴェンバー・ステップス』という曲は、琵琶と尺八とオーケストラの構成を使った見事な作品で、例えば、しばしの沈黙の後に、叫び声のように鋭い尺八や琵琶の音が入るわけですが、彼はその音のなかに「間」があるといった。その感じが非常によくわかりましたね。

次にもうひとつ。二つのものがまずあって、そのあいだに「あいだ」ができるのではないといいましたが、それを裏づける現象として、二つの一方が無くなっても「あいだ」はそのまま残るということがあります。親しい人が死んだあとで、その人のことをふっと思うことは少なくないはずですが、そんなときに、その人が生きていたときと同じ「あいだ」がなまなましく甦ってきます。これもつまり、片方が消えても「あいだ」は残るということでしょう。一方が欠けたときに、むしろ相手が不在だからこそ、「あいだ」がそれだけいっそう、切実な感覚として経験されることがあるわけです。

つまり、一方の担い手がいなくなっても「あいだ」は残る。「あいだ」は、こちら側に何かがあり、向こう側にも何かがあって、この二つの「もの」と「もの」との中間に生じたもののことではありません。だからこそ相手がいなくなったときにでも、ある意味で自分が自分であることと切り離せない形で残っていくわけでしょう。

相手がいてもいなくても「あいだ」は残る。「あいだ」は、ある意味で自分の存在そのものでもあるのです。ですから、精神病理学が他人である患者のことをいっているだけだとしたら、現象学的精神病理学なんて成り立つはずがないのに、実際はそうではないと思うのです。「あいだ」について何かをいっているかぎり、それは自分自身のことをいっているのと同じなのですから、直接の経験を扱う現象学として立派に成立するのではないか。そう考えていいだろうと思うのですね。

「間」と「タイミング」

「間《ま》」という言葉は、音楽で使われる以外に、スポーツなどでも使いますね。「間をとる」とか「間を外す」とか、野球でピッチャーとバッターの真剣勝負のときなんかに、解説者がそんな言い方をするでしょう。それから相撲の立ち合いがそうですね。相撲の言葉で「間」というのかどうか知りませんが、仕切りのときに自分に有利な間合いで立とうとして呼吸をはかる、あれももちろん「間」における先手を確保しようとしているのですね。

そういう「間」をカタカナ英語で言い換えると「タイミング」になります。しかし本来の英語でこの timing という言葉には、日本語の「間」にこめられているような緊迫感というか、相手との先手の取り合いのような意味は、辞書で調べたかぎり、どうやらなさそうなんですね。「ちょうどよい頃合いを見計らう」というような、のんびりした意味しか出てこない。勝負の場面で「タイミングを捉える」とか「タイミングを外す」とかいうような、わたしたちがよく用いている使い方は、どうやら和製英語らしいのです。もしそうだったら、これはわたしたちがもともと「間」という言葉をもっていて、それをちょっとハイカラに言い換えるために「タイミング」という英語を借りてきた、ということなのかもしれません。

学生時代に音楽をやっていたということは、前にもお話ししましたが、わたしはピアノを弾いていて、独奏のほうはあまり上手じゃなかったけれど、歌の伴奏が上手だといわれていたのです。ラジオの放送で声楽の伴奏をしたり、大きなホールでのコンサートで、燕尾服の貸し衣装を着て、プロの声楽家の伴奏で出演したりしたこともあります。それがみんな、前にお話しした合奏体験の現場になっていたのです。

そういうわけで、京大の学生時代にわたしたちが作っていた音楽のクラブで、声楽を勉強している学生の伴奏をいつも買って出ていましたし、その人たちが自分の声楽の先生のところへレッスンを受けに行くときも、しょっちゅうついて行っていました。

そんなレッスンのときの話なんですが、ある声楽の先生が伴奏のコツのようなものを話してくれたことがあるのです。その先生がいうには、歌と伴奏を合わせるのは、空中ブランコみたいなものだというのですね。サーカスの空中ブランコです。こちらもブランコに揺られていて、向こうから近づいてくるブランコにパッと飛び移る。一瞬でもタイミングが狂うと落っこちてしまうでしょう。そのタイミングを、その間合いを計って、ピアノで伴奏の音を出す。その「間」の取り方がたいへん難しいのです。

音楽が音と音との「あいだ」の芸術であるというとき、この「あいだ」は多くの場合、水平の「あいだ」を指しています。どの音がどの音へ進むのが美しいのか、そういった音の進行がメロディーを作り出しています。しかしもちろん、音楽は単旋律だけではない。いくつかの音が同時に鳴っている音楽では、和声法とか対位法とかいう、音や旋律の重ね方の技法が重要になってきます。垂直の意味での「音と音とのあいだ」というか、もっと正確にいえば、あるひとつのメロディーを構成している水平の「あいだ」と、もうひとつ別のメロディーを構成している、別の水平の「あいだ」との、「あいだ」どうしの垂直の重ね合わせです。「あいだ」と「あいだ」との「あいだ」といってもいい。声楽の伴奏で「空中ブランコ」的なコツが必要になってくるのは、この垂直の「あいだ」を演奏するときなんですね。そこで当然、「あいだ」と「間」と「タイミング」が、完全にひとつのものとなって、その音楽を生かすも殺すもそれ次第、ということになるのでしょう。

第二章

生命と生命論について

終わりのある生命と終わりのない生命

——先生は『時間と自己』[*11]のなかで、「自己」の日常意識が水平方向に逸脱して危機に陥る場合と、垂直方向に解体して危機に陥る場合とを想定し、それを丁寧に腑分けなさって、前者の典型を、未来の未知の可能性を追求するいわば現状逃避型の精神分裂病と、過去の経験にこだわる現状維持型の単極型鬱病に、後者の典型を、「自己」の内部構造が崩壊してなまなましい「いま」が氾濫する現状破壊型の癲癇に見ていらっしゃるように思います。

さらに、「祭」を意味するフェストゥムというラテン語でこの三つの病気にある時間意識を縦に串刺しにして、それぞれを「アンテ・フェストゥム」（＝「祭の前」／精神分裂病）、「ポスト・フェストゥム」（＝「祭の後」／単極型鬱病）、「イントラ・フェストゥム」（＝「祭のさなか」／癲癇）と呼んで、俯瞰的な非常にわかりやすい説明をされました。

そこで、わたしたちにも親しいこの「祭」というキーワードの秘密をうかがってみたいと思うのですが、わたしたちにとっての祭の面白さ、あるいは祭を支えるエネルギーの重要な契機のひとつに、日常意識との不連続性というものがあるとするならば、逸脱ではなく解体、水平ではなく垂直と表現された癲癇の「イントラ・フェストム」性こそが、精神分裂病や鬱病の患者さんはもちろん、いわゆる健常者にとっても共通度が高い問題ということになるのではないでしょうか。

実際に西田の思索や禅には癲癇的なところがあると書いていらっしゃるということもありますし、ここで具体的な体験やエピソードをあらためて拾い上げていただいて、そのあたりのお話を広げていただけると有難いと思います。

木村　そうですね。

わたしには若いころのドイツ留学中に、アウトバーンを猛スピードで突っ走った快感が忘れられなくて、その後も機会があればドイツへ行ったときなど、アウトバーンをすっ飛ばしていた経験があります。これは、端的にいって個人的な祝祭、祭ということと関係があると思っています。

それは、快感ということだけではないのですね。時速二百キロのスピードで突っ走るということは、たとえアウトバーンであろうが、安全に生きているという保証はやはり

＊11　『時間と自己』（木村敏、中公新書、一九八二年）

どこにもないわけで、どこか死とギリギリの境目のところで走っているわけでしょう。そこで生じる快感のようなもの、これはいわゆる暴走族にも共通の感覚だと思います。まわりの人にとっても非常に迷惑で、アウトバーンであれば法律的には許されていますけれども、それでもパンクしたりしたら、自分の命だけではない、途端に誰かに致命的な迷惑がかかります。そうとわかっていて突っ走るのですから、いったい何なのでしょう、あれは。

わたしは、祭には「死」がつきものだと思っているのです。原始時代の祭というのは、神に対して生け贄を捧げる血なまぐさい祝祭だったわけでしょう。最近の文明化されてしまった社会では、祭から表面上はこの血なまぐささが消されてしまっている。しかしね、近代でも村落共同体の氏神様なんかの祭を裏で取り仕切っているのは、やくざだったり暴力団だったり、そこにはやはり徹底的に非日常・反日常の、つまり無事安全な生の原理よりも死の原理が優先するような存在様態が見え隠れしていると思います。

生と死をいう場合、「生死」という普通の言い方と、「死生観」などというように死のほうを先にもってきた言い方と、二つがあるでしょう。これは単に言葉のあやというよりも、意識のなかでどちらに重みを置くか、どちらを優先的に見ているかの違いからきているように思います。例えば西田幾多郎という人は、「死して生きる」とか「死即生」とかといったように、死を前に置いた言い方で書いています。例えば、わたしの大好きな「私と汝」[*12]から、行き当たりばったりに一箇所を引用すると、

瞬間が瞬間自身を限定すると考へられる瞬間的限定の尖端に於て、いつも死即生なる真の生命に接触する、即ち物質即精神なる神に触れるといふことができる。

わたしは、これは本当だと思います。

わたしたちの日常的な感覚からいうと、生まれてきた一個一個の個体、人間でも動物でもなんでもいいのですが、それは生まれてきて生きているからやがては死ぬのであって、だから死は生の一部である、生に含まれているというのが、人間の常識的な論理を支配していますね。生のほうが死よりも先だという考え方です。優先順で不等号をつければ、「生∨死」ということになります。

*12 「私と汝」(『西田幾多郎全集』第五巻所載、岩波書店、二〇〇二年)

別の言い方をすれば、死とは何かという定義にあたって、「死とは生きていないことだ」とする考え方だといっていいかもしれない。これが日常的な論理です。しかし、これを逆にして、「生とは死んでいないことだ」と定義したとするとどうでしょう。これも論理的には正しいわけですが、正直いって、ちょっと変な感じがしますね。つまり、生きているということの意味は、死んでいないというだけでは尽くせないわけです。生は自明なこと、生きていることは当然の前提で、死はその否定だと考えるのが、わたしたちの日常の見方だといえるのではないでしょうか。

しかしね、もう少し深いレベルで考えますと、この「生∨死」の大前提は、個人が自分自身の生命を最優先に考える、近代的な生命観と切り離せないものであることがわかります。古代の人たちは、必ずしもそうは感じていなかったのではないか。

例えばギリシア神話には、ディオニューソスという酒の神様がいます。陶酔と恍惚の世界を象徴する神として、ニーチェが『悲劇の誕生』*[13]で、理性を司るアポロンと対照させた神ですね。このディオニューソスは、ローマ神話ではバッカスと呼ばれるわけですが、これはいわゆるバッカス祭に名前が残っていることからもわかるように、性的な乱痴気騒ぎの神様でもあります。要するに、アポロンが支配している理性的日常の整然とした秩序とは正反対の、非日常・反日常の祝祭の神といっていい。

神話学者のケレーニーは、このディオニューソスが、ギリシア語で「生命一般」を意味する「ゾーエー」の化身であると考えています[*14]。実はギリシア語には、「生命」を意味する言葉がもうひとつあって、それは「ビオス」というのですが、こちらのほうは英語の「バイオ」bio の語源として、わたしたちにもなじみ深いですね。生物学 biology というのはビオスの学ということだし、このごろよく使われる「生命倫理」bioethics はビオスの倫理です。これに対してゾーエー zoē のほうは、動物学のことを zoology といったり、動物園のことを zoo 以外は、それに由来する現代語があまり残っていません。

同じように「生命」を意味するこの二つの語がどう違うのか、それを考えるとたいへん興味深いことがわかってきます。

まず、ビオスのほうから言いますと、ビオスというのは個人個人の生、あるいは人間以外の生物でもそれぞれの個体が生きている生命です。それぞれに個性をもって、その人、

＊13　『悲劇の誕生』（F・ニーチェ、西尾幹二訳、中公クラシックス、二〇〇四年、ほか）
＊14　『ディオニューソス』（カール・ケレーニイ、岡田素之訳、白水社、一九九三年）

その個体独自の生を生きている。人間の場合だったら、生命というよりは「人生」とか「生活」とかいったほうがいいかもしれません。かけがえのない、その人だけの生だから、これはこの上なく大切なものです。生命倫理が叫ばれるのも当然でしょう。ビオスには終わりというものがあって、死んだらそれでお終いですから、大切にしなければなりません。

これに対して、ゾーエーには終わりというものがありません。ケレーニーは、「ゾーエーは死を知らない」といっています。これは、それぞれの個性的な個人の生が生まれてくる以前の、まだ一切の個別性を知らない、だから有限性も知らない、ビオスとは異次元の「生命の根源」のようなものです。ギリシア人は、植物は動物のような仕方で生きているとは考えずに、植物の生には「自然」という意味の「ピュシス」、つまり「生い立つ」という意味の言葉を当てていたらしいのですが、わたしたちは植物一般が生きているような生命にも、ゾーエーの語を当てて差し支えないと思います。つまりゾーエーは、一切のビオス的生命の根源です。

ケレーニーがいっているのは、ディオニューソスがそういう意味でのゾーエーの化身だということです。ディオニューソスが男根で象徴されて、生命の豊饒さ、生殖の力を支配していると考えられるのも、そのためです。個々の有限なビオスの一切を生み出す生命的創造の神、それがディオニューソスです。

死をも含む「大文字の〈生〉」

ビオスとゾーエーの対比に関して、ここで少しいっておきたいことがあります。最近しきりに話題にされるイタリアの哲学者でジョルジョ・アガンベンという人がいるのですが、このアガンベンはゾーエーをわたしとはまったく違った意味に解釈しています。彼もビオスについては、やはりそれが個々の個性をもった生命、あるいは人生だと考えているのですけれども、ゾーエーのほうは、そういった個性的なビオスがただ単に動物的な意味で生きているというだけ、まだ死んでいないというだけの、つまり「剝き出しの生」の意味で使うのです。

アガンベンはそこから、アウシュヴィッツをはじめとするさまざまな非人間的な政治状況について議論を進めていて、それはそれで教えられるところが多いのですが、わたしとはまったく違った「ゾーエー」理解に立っているということだけは申し上げておいたほうがいいでしょう。一度彼が来日したときに会う機会があって、この点は彼にもいっておきました。

　わたしがケレーニーから学んだことは、ゾーエーというのはビオスをもった個体が個体として生まれてくる以前の生命だということです。ケレーニーは「ゾーエーは死を知らない」といいますが、そして確かにゾーエーは、有限な生の終わりとしての「死」は知らないわけですが、しかしゾーエー的な生ということをいう場合、わたしたちはそこではまだ生きていないわけですよね。ビオス的な、自己としての個別性を備えた生は、まだ生まれていない。そしてわたしたちが自らのビオスを終えたとき、つまり死んだときには、わたしたちは再びそのゾーエーの状態に帰っていくわけでしょう。だからわたしは、このゾーエーという、ビオスがそこから生まれてきて、そこに向かって死んでいくような何か、あるいは場所だったら、それを「生」と呼ぼうが「死」と呼ぼうが同じことではないかと思うわけです。ビオス的な個人的生命のほうを「生」と呼びたいのであれば、ゾーエーはむしろ「死」といったほうが正確かもしれない。

　それはまだ生きていない、あるいはもはや生きていない状態なのだから、これを仮に「死」と名づけるのであれば、死のほうが生の前にきてもちっともおかしくはない。そういう意味での、生よりも前にある死。ディオニューソスの世界に限らず、それを感じさせる何か、あるいは場所のようなものは、わたしは民俗学や文化人類学の知識に疎いので詳しくいうことができませんが、ほかにもたくさんあると思います。仏教で無や空というものとも非常に近いところがあるのではないでしょうか。

普通の意味で、つまりアポロン的な理性に従って生きているものには、アポロンは形の神様ですから、かならず形があるわけです。動物にしても植物にしても人間にしてもね。しかし、ディオニューソス的な世界というのは、アポロン的な理性の世界を超えた、形のないカオスの世界、いわば形以前の世界であるはずです。これを「生」として捉えるなら、個別的でビオス的な生きものの「生」と区別するために、かりに「大文字の〈生〉」と呼んでおいてもいいと思います。大文字というのは、英語やフランス語で特別な意味をもった概念を書くときに、頭文字を大文字にして書くということがあるからですし、日本語で書くときには、哲学者の永井均さんが、誰でも使える代名詞としての「私」と区別して、ほかの誰でもない、いまここにいるこのわたしを書くために使っている〈 〉というカッコを使ったらいいと思っています。ヴァイツゼカーに、「生命自身はけっして死なない、死ぬのは個々の生きものだけである」という有名な言葉があって、わたしもよく引用しますけれども、この「生命自身はけっして死なない」というときの「生命自身」が大文字の〈生〉にあたるということですね。

ですから、それを「死」と言い換えてもちっとも差支えがないような、だからこそ「けっして死なない」ものであるような〈生〉。あるいは、形をもったものは有限ですからいずれ死ぬわけですが、その有限な個体の生命が死んだときに帰っていく先としての大文字の〈生〉、生命自身。これは個々の有限な個体が死ぬ、普通の意味での「死」と違った大文字の〈死〉です。大文字の〈生〉ではない小文字の「生」を生きている、つまり生物学的な個体として生きているわたしたちの人生にも、この大文字の〈死〉はときおり顔を出します。小文字の生の中に大文字の〈生〉イコール大文字の〈死〉が顔を出すということですね。それが顔を出す場所みたいなものが、祭ということになるのではないでしょうか。

お祭というのは、小文字の生、各個人の生にとっては、ちょっと恐ろしいところがありますでしょう。さっきもいったことですが、以前は日本のあちこちの神社のお祭などでも、ヤクザや暴力団が裏で関与していましたし、酒とか麻薬とか、そういった日常を垂直に超えるためのものが必需品のようになっていたのだと思います。つまり、何といえばいいのか、日常の世界ではやや遠ざけられるような危険な匂いのする場所、祝祭とはそもそもそういうものだと思うのです。

癲癇における形態の破壊

わたしが祝祭ということを考えるようになったのは、さきほどおっしゃったように、癲癇《てんかん》について考えたのがきっかけだったといっていいでしょう。癲癇の発作を見ていると、いまいった大文字の〈生〉イコール〈死〉が、まるで火山のマグマのように噴き出しています。あれを単なる病的症状としての痙攣だと客観的に見るだけでは絶対に済まない。癲癇発作には、そういう祝祭的なところがあるとわたしは思っています。

人間の身体は、それなりに美しいですね。わたしたち男性にとって若い女性の身体が美しいのは、もちろんいうまでもないのだけれど、男性の身体だってそれなりに美しい。そもそも生きものは、動物でも植物でも、すべて美しい均整をもっています。でなければ絵画や彫刻、あるいは舞踊といった芸術も生まれなかったでしょう。

ところが、癲癇の大発作痙攣では、それがバラバラに壊れてしまうといった印象があります。発作がすんだらまた元通りになりますから、本当にバラバラになるわけではありませんけれども、物理的にバラバラに壊れてしまわないギリギリの範囲内で、最大限に人体の均整が失われます。癲癇発作というものが、少なくとも均整のとれた形態を壊すような、そんな激しさをもった事態であることは間違いありません。

バラバラに壊れるのは、身体だけではありません。癲癇の発作では意識が失われます。しかし、なぜ意識が失われるのか。発作時の脳波を見ていればわかるように、発作の最中は脳が最大限に活動しています。けっして「脳死」のときのように脳活動が停止して、脳波が平坦になったりしていません。癲癇発作のときに意識が失われるのはどうしてなのか、この質問をわたしはこれまで、たくさんの癲癇学者に向けてきましたけれども、満足のいく答えに出会ったことがありません。さっきちょっと触れたアガンベンというイタリアの哲学者は、わたしがこの疑問をもっていることを知っていて、『アウシュヴィッツの残りのもの』*15という彼の著作のなかで、わたしの名前を挙げてこの疑問に触れてくれています。わたしがフランス語で出した論文集のなかでも、この問題のことを書いているものだから。

わたしがわたしなりに出している答えは、癲癇では意識が普通の意味で「失われる」のではない、身体がその形態を壊されてしまうように、意識も均整を失って、いってみれば収拾がつかなくなって、意識として役に立たなくなってしまうのだ、というものです。意識が意識として働くためには、それなりの秩序が必要でしょう。その秩序が失われてしまうので、結局は意識が失われたのと同じことになってしまうのだろうと思います。

意識があるというのは、周囲の世界と意識を介して繋がっているということです。その繋がりによって、個人は世界のうちにある個人としての存在を保っています。その繋がりが断絶すると、個人は個人としての、ビオスとしての存在を保てなくなります。それでも身体的にはまだ生きているのですから、ゾーエーとの、つまり大文字の〈生〉との関係が切れてしまったわけではない。わたしはむしろ、発作のあいだは個人のビオス的な小文字の生が、大文字の〈生〉に、なすすべもなく翻弄されているのだと思っています。癲癇のことを「小さな死」だという人がいるのですが、発作がすめば生き返りはしますけれども、いったんは本当に死ぬのだといってもいいでしょう。

＊15『アウシュヴィッツの残りのもの――アルシーヴと証人』（G・アガンベン、上村忠男・広石正和訳、月曜書房、二〇〇一年）

フロイトが捉えきれなかった「生命論的差異」

個人の自己にとっては、生は死よりも常に圧倒的に優位にあります。だから個人は、死なないように、ひたすら生きようとします。しかし、わたしたちは有限な存在ですから、いつかは死ぬより仕方がないということがわかっている。それでも死はなるべく遠ざけよう、なるべく長く生きよう、それが小文字の世界での生きかたですね。

これに対して、個体化以前の大文字の世界のほうでは、むしろ〈死〉のほうが優位になっているのかもしれません。何度もいいますが、そういう場合の死は、あくまで大文字の〈死〉であって、ヴァイツゼカーが「生命それ自身は死なない」といったときの「生命それ自身」、つまり大文字の〈生〉と同じことです。

フロイトに「死の欲動」という概念があるのはご存じでしょう。生命には、死んで無機物に戻る本能的な欲動が備わっている、というわけですね。フロイトは、人間の心のことを深く深く考えていて、あるときこのことを直感したのでしょう。ところがその直感が閃いたとき、これをどう理論化するかでたいへん苦しんだのだと思います。そして、わたしにいわせればこれを十分説得的に理論化することができなかった。だからこの死の欲動理論は、フロイトの弟子たちのあいだでもきちんと理解されず、精神分析学派の内部でも完全な市民権は得られなかったのだろうと思います。

生あるものは、死んで無機物に還る欲動をもっている、フロイトはそういうわけですが、わたしはそれはたぶん間違っていると思います。さきほどわたしは大文字の〈生〉と小文字の生という言い方をしましたが、フロイトはそこを押さえていませんでした。小文字の生がそこから生まれてきて、死ぬとまたそこへ帰っていく先は、けっして無機物ではありません。それはあくまで大文字の〈死〉であり、大文字の〈生〉なのです。

そう修正して読みさえすれば、フロイトの死の欲動理論は、わたしが考えていることと大いに関係があると思います。彼はその直感的な閃きを、あくまで小文字の世界だけで説明しようとしたのでうまく理論化できなかったわけです。大文字の〈生〉と小文字の生との違い、ゾーエーとビオスの違い、つまり「生命それ自身」と個々の生きものの生命との違いのことを、わたしは「生命論的差異」と呼んでいるわけですけれども[*16]、フロイトはこの生命論的差異のことを考えなかったわけです。

＊16　木村敏「生命論的差異の重さ」（『関係としての自己』所載、みすず書房、二〇〇五年）

わたしが注目しているのは、「死の欲動」ということをいいはじめたときに、フロイトがそれをすぐに「攻撃欲動」とか「破壊欲動」とか言い換えていることです。ちょっと考えるとこれはおかしい。死の欲動というのは、自分自身の死へ向かう欲動ということでしょう。ところが、攻撃欲動、破壊欲動というのは、自分以外の他者を攻撃し破壊しようとする欲動のことです。自分自身の死に向かう欲動と、他者を殺そうとする攻撃欲動は、普通の論理でいえば同じものであるはずがない。フロイトは直感や閃きの赴くままに書いたからそういうことになったのでしょうが、わたしは、実はフロイトの直感はまったく正しかった、この二つは端的に同じものだと思っているのです。

というのは、この欲動を、自分の生であろうが他人の生であろうが、いずれにしても個別的なビオスを破壊して、これをビオス以前のゾーエーにまで戻そう、形のある個別の形を壊してしまおうとする欲動と見るなら、自他の別を問わず、アポロン的な小文字の世界からディオニューソス的な大文字の世界へ向かうという意味では何ら変わりがない。自分でも他人でも、あるいは人間以外のものでも、形があればすべて個別性をもっていて、小文字の世界に属しています。

この小文字の世界から、形がなくて個別性のない大文字の世界のほうへ、垂直に抜け出そうとするのが「死の欲動」であり、「破壊欲動」であるわけですね。個人の心理だけを考えている精神分析の人たちは首をかしげるかもしれないけれど、そう考えればよくわかるような気がします。

ロックミュージックの熱狂も〈死〉に支えられている

お祭で神輿を担ぐ人や、あるいはロック音楽のコンサートなどに熱狂する少女たちや、ほかにも例がたくさんあると思いますが、一種のトランス状態のなかで垂直の「あいだ」を感じて興奮している人たちには、何かが足りない切なさといいますか、あるいは性的忘我や歓喜の影といいますか、どこか共通する表情があると思います。

青森のイタコや沖縄のユタあるいはカンカカリヤといった、いまもいるシャーマン的な人たちも、死者の霊と交流するわけでしょう。死者といっても、固有名やその人物としての同一性を備えた個々の死者というと小文字の世界のことになってしまうから、もっと一般的に仏さまとかご先祖さまというほうがいいかもしれないけれど、あれは、要するに垂直の「あいだ」を通って大文字の世界と交流しているわけですね。

ロックやロックスターに熱狂する女の子たちが、小文字の世界と大文字の世界のあいだに立って、死にたい、もう死んでもいいといってみたりするのは、セクシュアリティみたいなものとおおいに関係があるのでしょうが、あれも大文字の世界との交流だといってもいい。さっき、癲癇で「小さな死」ということをいいましたが、この「小さな死」という言い方は、元来は女性のオーガズムについていわれていたものですね。セックスも、エクスタシーでいったん死んで、そこで新たな生命を生み出すわけですから。

人間の場合は、親が一生のうちに何回も子どもを産んで、産み終わってから何十年も生きているのが普通ですけど、昆虫や魚は、子どもを産むとそれで親は死ぬということに普通はなっています。つまり、自分が死んで小文字の生を終えることによって、大文字の〈生〉を次の世代に伝えるわけですね。わたしは、このあたりのことに関心があるものだから、テレビで動物の生態を扱った番組があると、時間のあるかぎり見るようにしています。

そうすると、例えばライオンがシマウマを獲って食べるなどという場面がたくさん出てきます。家内などは残酷なシーンが嫌いだから、そういう場面は目を閉じて見ないようにしているけれど、わたしはそれを食事どきでも一所懸命に見ています。動物の世界にはそういった捕食者と被食者の関係が必ずあるわけで、わたしたちが生きているのも、動物の肉や魚を食べ、あるいは稲とか麦とかの植物を食べて生きているわけでしょう。生きものの命を奪って食べることによって自分の生命を維持しているという点では、どんな動物とも同じことをしているわけで、万物の霊長なんて偉そうなことはいえないわけですよ。

そういう食物連鎖の大きなシステムのなかで、動物は子どもを産むときに、捕食者に食べられるということを計算に入れてというか、非常にたくさんの子どもを作るわけでしょう。そして、生き残って自分の子どもを作れるのはそのうちほんのわずかです。一定数の個体が食べられて死ぬということで、生態系のバランスが保たれている。

そういう様子を見ていると、生命全体としては死ぬことによって生きているのだという感を強く受けます。死ぬほうが先ではないか、食べられるほうが死ぬことによって食べるほうが生きている、そしてそれをまた食べるものがいる。もちろん被食者と捕食者は別々の個体だけれども、個体を超えたゾーエーの次元でいうと、そういうことになります。

そういった死のほうが生よりも先だという感じは、西田幾多郎を読んでいても、西田はもちろん直接にそのことを書いているわけではありませんが、はっきりと伝わってきます。少なくとも西田は、死のほうが生より先だという大文字の世界に身を置いていた。わたしはそれにひどく共感するわけです。

あるいは、深沢七郎の『楢山節考』*17に出てくる、おりん婆さんなどもそうなのかもしれませんね。彼女は姥捨ての日をまってせっせと準備に勤しむわけですが、ああいう死に向かったときに表出される生命的な活力に満ちた世界というのも、広い意味で捉えれば、やはり死なないと大文字の生命が伝えられないということの現われのような気がします。

精神病患者の自殺

話がすこし飛びますが、統合失調症の人というのは、死にとても近くにいる存在だと思います。精神科の病気は身体の病気と違って、その病気のために死ぬということがありませんから、日常の臨床で患者の死に立ち会うことは少ないわけですけれども、自殺という大きな問題をかかえています。自分の診ている患者が自殺するということは、精神科の医者にとってはたいへんに恥ずかしいことですし、非常に辛いことです。やはり大きな意味では医療ミスといってもいい。わたしも、これまでにずいぶんたくさんの患者さんを自殺させてきましたけれども。

普通は、自殺といいますと鬱病を思い浮かべる方が多いのではないかと思いますが、鬱病患者の自殺だったら、この人は危なそうだということを予感して、警戒したり防止したりすることが原則的には可能です。もちろんそれでも死なれることはありますが、少なくとも心がけて用心することはできるわけです。

ところが、統合失調症の人にはこれができないことが多いのです。彼らはまったく唐突に、予想もしなかったのに、ふっと自殺を試みて、しかも、かなりの確率で死んでしまう。高層ビルから飛び降りるとか、電車に飛び込むとか、確実に死ねる方法を選ぶわけですね。とにかく気がついたら死んでいたという感じがするのです。わたしも、若いころに統合失調症の患者さんに死なれた辛い経験がずいぶんありましたから、若いお医者を教育する立場に立ってからは、分裂病の患者さんは死と非常に近いんだから用心しろと、口を酸っぱくしていっていました。

鬱病の人の自殺には、絶望的になって、ほかに選ぶ手段がないから自殺するという感

＊17 『楢山節考』（深沢七郎、新潮社、一九五七年、現・新潮文庫）

じがあります。ところが統合失調症の人はそうじゃない。必死に死を求めるというのではなくて、日常茶飯事のようにひどく簡単に死んでしまうので、主治医も気がつかないのですね。生と死の不等号でいえば、生のほうに開いている、生のほうが大きいという通常の形態が逆転して、小文字の世界における生の優位性が安定していない。そういえるような気がします。小文字の世界の自殺には、死に追いやられる何か現実的な理由があって、横から見ていてもその苦しみがわかったり共感できたりするものですけれども、統合失調症の人にはそれがまったくないということです。

ところで、さっきもいったように鬱病はやはり自殺しやすい病気ですけれども、鬱病にもいろいろありまして、本当の純粋な鬱に陥って、ひたすら沈み込んで元気のないときにはそんなに自殺しません。そうではなくて、専門用語でいうと「躁鬱混合状態」というのですが、ハイテンションで活動的な躁の状態と、沈み込んで反応が遅くなる鬱の状態とが同時にきたとき、それがいちばん怖いのです。

躁と鬱の関係というのは、一般に思われているほど単純なプラスとマイナスの関係ではありません。躁状態と鬱状態が混然一体になっていて、躁と鬱が交互にではなく、同時に出現するときもかなりあります。

この状態を身近な例でいうと、酒に酔ったときのことを考えてみるとわかりやすい。酒は麻酔剤ですから、人間の反応を弱めます。だから車に乗ってはいけないということになっているわけですが、しかし、多くの人は酒を飲むとハイテンションになる。ハイテンションで反応が鈍い。これが躁鬱混合のひとつの例です。

もうひとつの例は、小さな子どもが寝る時間がきて眠くなっているのに、お客さんがきたとかテレビで面白い番組をやっているとかいった理由で寝そびれたときに、どうにも手がつけられないほどはしゃぎだすことがありますでしょう。大騒ぎをしたあげくに机の角か何かに頭をぶつけて、大泣きした途端にストンと寝てしまった、とかね。あのハイテンションがやはり躁鬱混合状態なのです。

普通の鬱病にも、外見上は鬱に見えていても実はそこに躁の成分が混じっているという場合が、意外と多い。最近の診断基準では躁鬱病のことを「双極障害」と名づけて、躁と鬱がきれいに分離して交互に出現する「双極Ⅰ型」と、鬱が主体になっていて、その経過中に軽い躁状態も見られる「双極Ⅱ型」に区別したりしていますが、実はⅠ型の古典的な躁鬱病の鬱病相だって、細かく見ると躁の成分が混じっています。極端にいえば、すべての躁状態、鬱状態が理論的には躁鬱混合状態だといってよい、わたしは昔からそういってきました。しかしその中でも、鬱病にかなりはっきりした躁成分が混じり込んでいる混合状態のときが、自殺が一番起こりやすい。これはなぜでしょう。

わたしは、鬱に苦しんでいる患者のビオスのなかに、躁成分に伴って大文字の〈死〉がふっと顔を出すということがあるのだと思います。実はこれも一般の方は意外だと思われるでしょうが、躁病と死というのも密接な関係があります。身近な人が亡くなってお通夜や葬式をしているとき、悲しい気分でいなくてはいけないはずなのに、思いがけず気分が高まっている、そういう経験をもったことがある人も少なくないのではないでしょうか。実はそこで本物の躁病が発病してしまうことすらあるのです。精神医学ではそういう躁病のことを「葬式躁病」と名づけています。躁と死は意外に近い。それは躁の状態で大文字の〈死〉が顔を出すからだと思います。

癲癇の患者さんは、普通にいう自殺とはまったく違って、比喩的にいえば、痙攣が起きているときに、一瞬ですが本当に死の世界へ行ってしまいます。だから癲癇のことを「小さな死」ということもできるのです。しかしこの死は、小さな死であっても、小文字の死ではありません。発作のために実際に死ぬというようなことはほとんどない。

この「小さな死」は、実は大文字の〈死〉なのです。発作を起こすことによって、患者は突然、大文字の世界に飛び込む。大文字の〈生〉と〈死〉の区別がつかない世界にです。健常な人生でそれと類比できるものは何かといえば、それはセックスのエクスタシーです。癲癇の発作も一種のエクスタシーだといってよいところをもっています。患者さんのなかには発作のときに感じる〈死〉のエクスタシーのようなものを求めて、自分でわざわざ発作を起こそうとする人もいます。発作の種類によっては、それができるわけです。

だいぶ前に話題になったことですが、子どもがテレビやゲームで明暗の素早い交替のある画面を見ていて、癲癇のような痙攣発作を起こすという問題がありましたでしょう。臨床で使っている脳波の検査でも、一定の波長で点滅する光を使って隠れている癲癇性の異常脳波を引き出すことができます。患者さんのなかには、木の葉のあいだから強い日光が射して、その木漏れ日で発作を起こす人がいますが、よく晴れて太陽の光線が強いときなど、手をかざしてそれを急速に動かしながらお日様を見ることによって、それと同じ原理でわざと発作を起こす人がいるのです。癲癇の発作を自分で誘発するわけですね。これは、発作になんらかの快感が伴っていなければしないことでしょう。

癲癇発作の瞬間、これは間違いなくエクスタシーです。実際に死にはしませんが、その意味ではやはり死に近い。このエクスタシーは、場合によって非常にセクシャルなものに近く、一種のオナニーのような快感を求めて癲癇を起こす人もいます。さきほど性的なエクスタシーが死に近いという話をしましたが、文学作品でときどき取り上げられる性と死の近さ、これが癲癇発作で如実に現実化するのは興味深いことです。

癲癇発作の自己誘発は自殺ではありませんから、統合失調症や鬱病の自殺と同列に論ずるわけにはいきませんが、いずれにせよ、どこか生と死の境目の出来事であることには間違いありません。

動物磁気と大文字の〈生〉

話題はがらっと変わりますが、わたしは昔から、赤ん坊を寝かせる名人なのです。泣きわめいてどうにもならない赤ん坊をわたしがしばらく抱っこしていると、そのうちに寝てしまう。なぜなのかは自分でもよくわかりませんが、わたしには一種の動物磁気みたいなものがあるのだといわれたことがあります。例のメスメリズムでいわれた動物磁気ですね。

フランス革命の前あたりのことですが、ウィーンにメスメルという医者がいまして、自分の身体のなかには磁気が流れていて、それを病人の身体に触れることによってその人に移してやると病気が治る、そういう治療法で一世を風靡したことがあります。モーツァルトとも親しかったようですけれども、やがてインチキだというのでウィーンを追い出され、こんどはパリにいって、そこでまた成功した。彼は自分の身体に流れている磁気のことを、動物磁気と呼びました。彼のとなえた療法がメスメリズムです。今日でも行なわれている催眠療法の走りでしょうか。

メスメルの治療した患者は女性が多く、いまでいうヒステリーだったのじゃないかと思いますが、これが催眠療法へと展開して、そこからやがてフロイトの精神分析が出てきたわけですから、これは現代の精神療法の端緒、一番のはじまりだったということはいえるのではないかと思います。いまでも、磁気を使って患者を治すという民間療法の人はいます。磁石の首輪をしたり腕輪をしたりする人もいますけれども、これが物理学的な磁力と関係があるとは思いません。しかしいずれにせよそういう意味で、わたしには動物磁気に類するものがあると人からもいわれるし、自分でそう感じることもあります。

誤解を避けるためにいっておきますと、これは二人の人間の単純なあいだ、関係の取り方というものを、仮に小文字の世界の言葉で説明すればそういえるというだけの話で、別の言い方をすれば、わたしは赤ん坊を寝かせているとき、大文字の〈生〉の世界で赤ん坊とコミュニケーションをしているということだろうと思います。

メスメルに戻って話を広げますと、古代の中国で「気」と呼んだものを、西洋では「磁気」、マグネティズムと呼んだという側面はあるでしょうね。「気」というのは、小文字の世界でいえば呼吸で出し入れする空気のことですが、大文字の世界になると宇宙のそもそものはじまりです。宇宙の原初である「気」が、損なわれることなく個人の体内に取り入れられている状態を「元気」といい、それがなんらかの仕方で病んでいる状態が「病気」なのですね。そしてこの「気」を個人が分かちもっている、その分かちもちかたを「気分」とか「気持ち」とかいうのでしょう。

わたしは、ある時期「気」に興味をもったことがあります。「気が狂う」、「気が違う」などというときの「気」とは何だろう、あるいは「気」と「心」はどう違うのだろうといったことを、しきりに考えました。「心」は個別的な小文字の世界で、「気」は大文字の世界であるとかね。

メスメリズムのお話が出たからいうわけではありませんが、小麦粉を薬だと信じ込んで、のんだら実際に効いてしまうという「プラシーボ効果」、あるいは自己暗示なども、大文字の世界のやり取りに翻訳して考えれば、何か面白いことがいえるのかもしれません。わたしには、精神科の診療の場では、自己意識を立て直そうと闘っている患者さんを支えるために、精神科医のほうも自己意識を超え出て、大文字の〈生〉の世界に参入することを要求されるときがあるというイメージがあるのですが、これは間違っているでしょうか。

大文字の世界に触れること

――「手を出す」ではなく「手が出る」、「声を出す」のではなく「声が出る」、「聴く」のではなく「聴こえる」といった言い方がありますよね。わたしたちには、そういった意識による操作を超えた経験があり、それを表すたくさんの表現があるわけですけれども、わたしなどは、「あなたの声を聞こう」といわれたときより「あなたの声が聴こえる」といわれたときのほうがよほど「気持ち」が動くような気がします。そういうときに触れているのが例えば大文字の世界であり、他者であり、「あいだ」なのかなという感じがしますけれど。

木村　「手を出す」のではなく「手が出る」。「声を出す」のではなく「声が出る」。そのそれぞれの最初のほう、「手を出す」とか「声を出す」というときには、「私が」という主語が出てくるわけでしょう。

それに対して、「手が出る」、「声が出る」のほうには、主語の「私」は出てこずに、場所としての述語的な「私」が出てくる。つまり、「私という場所で声が出る」というわけです。

「私」が主語になるか場所としての述語になるかという問題、これはこの本の冒頭でもお話しした、西田哲学の「場所の論理」の問題です。

場所というのは、西田哲学でいえば述語です。簡単に要点を繰り返すと、例えばここにある机とか椅子とか灰皿とか、こういうものはすべて家具でしょう。それらを主語にして、「机は家具である」、「椅子は家具である」、「灰皿は家具である」というように、「家具である」という述語がつくわけですけれども、それは、机も椅子も灰皿もすべて家具に含まれる、その存在が、家具という場所において成立しているということですね。西田は、この「そこにおいて」主語的な何かが成り立っている述語面を、「場所」として論理化しました。そういう意味で、場所は述語なのです。

ところが、いま「私において」手が出るとか、声が出るとか、声が聴こえるとかいう場合、「私において」というのは「私という場所で」ということですから、そういう「私」は「場所的な私」あるいは「述語的な私」なのです。あるいは「自己」といってもいいけれど。「主語的な自己」と「述語的な自己」のありかたは全然違うのです。わたしが西田から学んだいちばん大きなことは、「主語的な自己」なんてものはとても小さなものだとでもいうのかな、それよりも「場所的な自己」や「述語的な自己」のほうがずっと大きくて大切だということだったのだと思います。

「われ思う、ゆえにわれ在り」とはどういうことか

ところで、デカルトの有名な命題「コギト・エルゴ・スム」cogito ergo sum は、日本語では「われ思う、ゆえにわれ在り」と訳されています。ラテン語は主語を表に出さなくてもいいのですが、もし「我」ego という主語を表に出せば、エゴ・コギト・エルゴ・エゴ・スムということになりますが、実際は「コギト」とか「スム」とかいう動詞の変化だけで、隠れているのがエゴという主語だということはすぐにわかります。語尾変化のない日本語の場合は、「思う、ゆえに在り」ではよくわかりませんから「われ」という主語を出して訳しているわけですね。そして、主語的な自己が「思う」あるいは「考え

る」、つまり思考活動を営むことが、そのまま主語的な自己の存在証明になっているというふうに理解されています。

ところがね、これはデカルトの『省察』*18の「第二省察」を読んでみると、実はデカルトはこのコギト「われ思う」について、思いがけない説明をしているのです。いま私が夢の中で、色を見たり熱を感じたり音を聞いたりしている。その場合、色を見たり、熱を感じたり、音を聞いたりしているのは、夢なのだから、真実でないといえるかもしれない。しかし、「私」が色を見たり、熱を感じたり、音を聞いたりしていると「思われる」こと、あるいはそう「見える」こと、それは間違いない。この「見える」あるいは「思われる」ということこそ「われ思う、ゆえにわれ在り」の「思う」ということだと、デカルトはそう書いているのですね。

これは、びっくりするようなことです。この「見える」「思われる」は、デカルトはラテン語の videre つまり「見る」という動詞の中動態である videor つまり「見える」という形を使って書いているのですが、これは英語でいうと It seems to me の seem に当たります。「われ思う、ゆえにわれ在り」というのは、「私は考える、だから私は在る」I think, therefore I am ではないのです。「わたしには私が見ていると思われる、だから、私は在る」It seems to me that I am seeing…, therefore I am なんですね。私にはそう見える、そう思われるということであって、I think でも I see でもないわけですね。それこそがコギトの本当の意味なのだとデカルト自身がいっている。

そうなると、そこで存在が確かめられている「われ」あるいは「自己」、これは it seems to me の to me つまり「私にとって」ですから、実は I think の I のような主語的な自己ではなくて、場所的な自己、述語的な自己だということになります。しかも、「われ思う」の「思う」も、考えるとか思惟するとかの知的な活動ではなくて、むしろ「見える」「思える」ですから、感覚です。「私」にはそう感じられる、ということです。

手が出る、声が出る、何かが見えるという言い方が示すのは、他者の問題はとりあえず横に置くとして、そういう述語的で場所的な自己が実感されているということではないかと思います。

デカルトというと、心身二元論を唱えた西洋近代科学の祖というイメージがあります

＊18 『省察』（R・デカルト、山田弘明訳、ちくま学芸文庫、二〇〇六年、ほか）

し、コギトというと表象的で知的な思惟だと考えている人が多いわけですが、どうやらそうとは言い切れない。彼を通俗的な理解の枠に閉じ込めてしまわないために、ここは押さえておいていいのではないでしょうか。

離人症患者の世界

離人症の患者さんの場合には、そこが非常に曖昧になります。そういう述語的で場所的な自己というものがですね。これに対して、主語的な自己のほうは曖昧になりません。離人症の人にとっても主語的な「私」は「私」であって、そこがぼやけることはない。だから離人症になってもちゃんとした会話ができますし、普通に日常生活を送ることができるわけです。

もし主語的な自己が不鮮明になると、自他の区別がぼやけますから、普通に生活することはできません。ところが離人症の人はそうではない。だから、離人症では述語的な自己が実感できなくなるのではないかと思うのです。知的で主語的な「われ思う」という思惟活動は冒されていないのに、「私にとって思われる」という実感がなくなっているということができます。思惟や判断の問題ではなく、実感の問題なのです。

離人症で現実感が失われるという場合、この「実感」あるいは「現実感」というのは、いろいろなものが実際に存在しているという「実在」の判断に関するものではありません。ラテン語で「もの」のことをresといい、「もの」が「もの」として存在しているあり方のことをrealitasというわけですが、ここから英語のreality、つまり「実在」という言葉が出ています。リアリティとは、「もの」が主語的で名詞的にいい表される「もの」として、実在しているあり方を意味しています。そしてこの実在についての主語的な判断は、離人症でも冒されません。

しかし「現実感」には、もうひとつ別の成分があるのですね。主語的でなくて述語的な現実感です。「もの」が「私にとって」見えるとか思われるとかいう仕方で、それが述語的な「私」に現れ、感じとられるあり方、これは「もの」の実在にかかわるリアリティではありません。そうではなくて、「私に」という述語的な場所で働く生きいきとした、あるいはなまなましい実感としての現実感といったらいいのでしょうか。これがこれだという小文字の「もの」的な、リアルな判断にかかわる現実感ではなくて、大文字の世界が立ち現れてくる「こと」にかかわる、だから名詞的にではなく動詞的にしか言い表せない活動actionにかかわる現実感です。わたしはこの現実感を呼ぶのに、リアリティとは違う現実感として、アクチュアリティ actuality という言葉を使っています。そして、離人症で失われている現実感は、リアリティではなくてアクチュアリティのほうなのです。

ふだんのわたしたちが生きている日常的な小文字の世界では、アクチュアリティがそのまま意識されることはあまりありません。しかし、これは意識しないというだけの話で、ふだんわたしたちがリアリティという言葉で呼んでいる現実は、実はアクチュアリティによって生きいきとした意味を与えられた現実なのです。ですから、そこからアクチュアリティだけが抜け落ちた離人症の世界を、一般の人はなかなかイメージすることができません。

わたしは、そういう人たちに離人症の世界を説明するときに、こんな実例をもちだします。どんな字でもいい、何かの漢字を一字だけ紙の上に書いて、それをじっと見ている。そうすると、それがやがて見慣れない変な形に見えてくる。しょっちゅう使っているはずの文字、例えば自分の名前、わたしの場合なら例えば木村の「木」、それが「木」という文字ではなくなって、縦横斜めに線が引いてあるだけの図形に見えてくる。そんな経験が誰にでもあると思いますが、あれが要するに、その漢字の形というリアリティだけが残って、それが何かを意味しているというアクチュアリティが消えてしまった、いってみれば離人症的な見え方なのです。

そういうときには、字の形はきちんと見えています。漢和辞典で引こうと思えば、難なく引くことができます。ところが、その漢字が、まるで初めて見た文字のように、よそよそしく見えるわけですね。その文字が表しているはずの意味が、完全に消えてしまっている。空虚な形骸だけになってしまっている。意味が消えるということが大切なところです。意味というものは、すべてアクチュアリティによって支えられていますから。だからこの実験では、漢字を一字だけ切り離して見つめることが必要なので、ほかの字と一緒になっていると、意味を読み取りやすいからうまくいきません。

これが離人症のアクチュアリティ欠損状態のモデルです。漢字一文字だけの意味が消えたって、別にどうということはない。しばらくすればすっかりもとに戻ります。しかしもしこの現象が、常に、世界全体に対して起きたらどうなるか。それはたいへんなことだという想像は容易につくと思います。わたしは、それが離人症の人の世界だと思っています。一つひとつのものごとが、それが辞書的な意味で何であるかは全部わかっているのに、自分にとっての意味がなくなり、自分との親しさがまったくなくなった、そんな世界になってしまうのですね。

わたしたちが「自己」と呼んでいるもの、それは実はこのアクチュアリティのことではないか、だから離人症でアクチュアリティが感じられなくなったとき、患者はそれを「自分がなくなった」と表現するのではないか、とわたしは思っています。自己というものを主語的で小文字の対象として見ずに、述語的で大文字の場所として見れば、それはそのまま、右に述べたアクチュアリティの述語性、場所性と重なるわけです。

「私」は私一人では「私」になれない

最近のアメリカの哲学、とくに分析哲学とか科学哲学とかの人たちは、すべてを客観的に考えようとします。客観的ということは、科学的な実験と同じように、再現と追試が可能で、誰がやっても同じ結果が出なければならないということです。ということは、彼らが求めているのは、結局はリアリティだけなのだと思います。アクチュアリティというのは、わたしがいまここで体験しているという、あくまでその場限りの一回だけの出来事で、反復不可能、再現不可能な一回性を最大の特徴としているのですから。

これを一人称性といっても構いません。アメリカの分析哲学はこの一人称性から出発する見方、ファーストパースン・パースペクティブを排除しようとします。哲学も科学である以上、客観的な三人称の見方、サードパースン・パースペクティブでものを考えなければいけないなどというわけです。ダニエル・デネットなどという人は、従来の現象学が一人称的な意識を問題にして主観というお話を作ったことを否定して、客観的な「ヘテロ現象学」が必要だなどということをいっています。ヘテロというのは「他」という意味ですから、おそらく客観的な第三者の立場のことでしょう。

わたしは、現象学が科学のようにリアリティを問題にするだけならそれでいいと思いますが、そんな現象学でアクチュアリティを論じることはできません。アクチュアリティはあくまで一人称の問題、述語的で場所的な自己の問題であって、サードパースンの問題にはなりえないからです。わたしたちは、誰でもめいめい自分自身のアクチュアリティしかもつことができないわけですね。

そのことに関連しますが、分析哲学がお手本にしている自然科学的な客観性、これはいまの最先端の科学では成立しなくなっています。ニールス・ボーアの論文集*[19]を読ん

*19 『ニールス・ボーア論文集』(1)(2)、(N・ボーア、山本義隆訳、岩波文庫、一九九九〜二〇〇〇年)

でよくわかったのですが、量子力学では、観測という行為が観測される対象を変化させることを無視できなくなっています。つまり、一人称の立場になっているのです。観測者が観測するかしないかによって、光が粒子になったり波動になったりする。古典物理学のように観測から独立したリアリティは存在せず、観測するたびに、その場のアクチュアリティとしての観測結果が出てくるわけですね。有名な不確定原理というのもそういうことで、測定値が確率論的な蓋然性としてしか出てきません。

アインシュタインはこの蓋然性という考えを最後まで認めませんでした。彼には「神はサイコロを振らない」という有名な言葉がありますが、ボーアがいくら説いても納得しなかったわけです。わたしは、これはアインシュタインが古典科学的なリアリティの幻想を捨てることができなかったからだと思います。彼の相対性理論も、結局はリアリティの世界を問題にしているだけなのです。

その相対性理論までを含めた西洋の古典物理学が、三人称的なリアリティの世界だけにこだわり続けた裏には、おそらく西洋の近代哲学が「個」にとらわれ過ぎていたという事情があったとわたしは思います。つまり、独我論的であったがゆえに、三人称的になったという逆説があるように思うのです。

どうしてそうなったかといいますと、再現不可能、交換不可能なかけがえのない述語的自己というものは、西洋の独我論的な「個」の立場では考えることができないからです。つまり、「私」は私一人では「私」にはなれない、そういう事情があるからですね。「私」を「私」として析出する場、つまり「あいだ」には、かならず他者が含まれていて、しかも、それは「彼」「彼女」といった三人称的な他者ではありません。彼らは、「私」とのあいだで「われわれ」という一人称複数の集団を形成しうる、そういう他者たちです。西洋近代哲学の独我論的な「私」とは違って、この「われわれ」は、リアリティとして客観的に見ることができません。「われわれ」も「自己」と同じように、リアリティとして客観化することができないわけです。そういう、いまここでアクチュアリティとしてしか成立しない述語的な「われわれ」は、けっして三人称複数になりません。この「われわれ」という一人称複数、これが一人称単数の「私」がそこにおいてある場所としての、アクチュアリティの源泉なのだと思います。

「私」は、一人称複数で共有されたアクチュアリティから、そのつど、自分自身のアクチュアリティを主語として切りとってきます。アメリカの分析哲学は、西洋の近代哲学と同じく、その切り取った後の「私」だけに目を向けて、これを客観的なリアリティとして語っているだけではないでしょうか。

離人症への関心と共感覚の体験

さっきもいったように、わたしは若いころ離人症に強い関心をもって、ずっと考え続けてきたわけですね。知覚がおかされていないのに現実感がもてないという状態があると知ったのは、一人の女性患者を診たのが最初でしたが、これはわたしがずっと抱いていた「自己」に関する問題意識に直接に触れる現象であったものですから、それを真剣に考えたわけですし、離人症のことはいろいろな場所で書いてもきました。

その興味の中心は、やはり現実感の喪失とはいったい何だろうという疑問だったと思います。知覚や感覚の障害がなく、ものは完全に見えたり聞こえたりするのに、実在感や現実感が伴わないという奇妙な事態。花が見え、その色や形は正確に見えるのに、その花の実在が感じられず、感動も嫌悪もないというおかしな事態。普通のわたしたちは、ものがはっきり見えるなら、それはそこにあると実感できるはずなのに、見えるという認識と、「ある」という実感が完全に分離してしまった不可思議な事態。感覚から独立してある実感、あるいは現実感とは何なのだろう。それが大きな問題意識でした。

そのこととは別に、あるいは、そのことと重なってといったほうがいいのかもしれませんが、離人症に関心をもっていたのと同じ時期に、ひとつ面白い体験をする機会がありました。日本語で「共感覚」と呼ばれている、音を聞くと色が見えたり、匂いを嗅ぐと音が聞こえたりするといった体験です。

わたしが精神科医になって間もないころですから、一九五〇年代の中頃だと思いますが、スイスの製薬会社がＬＳＤという幻覚剤を開発して、実験精神病の研究用に提供してくれたことがありました。ＬＳＤは、いまは麻薬扱いになっていて入手不可能ですが、当時は研究用であれば合法的に使えたわけですね。

実験精神病というのは、幻覚剤を使って精神病症状を人工的に作り出し、その体験を本当の精神病の理解に役立てようというもので、以前はメスカリンという薬を使って世界中で行なわれていたのですが、ＬＳＤのほうがずっと飲みやすいので、それ以来これを使うようになっていました。加藤清先生という精神病理学専攻の講師が中心になって、わたしたち若い医局員がいわば人体実験の実験台になったわけですが、わたしも何回か、飲んだり注射したりしました。加藤先生がそれを観察して記録をとっているのですが、被験者本人にしてみれば、薬を飲んで楽しんでいるだけでした。

そのときにすごい共感覚の体験があったんですね。ＬＳＤを飲んで音楽を聴くと、部屋のなかが極彩色の色だらけになったり、ピアノの鍵盤に触れるだけで色がポンポン飛び出してきたり、モノクロの楽譜が全面カラー印刷に見えたりする。色と音の共感覚だけではありません。首を傾げると部屋全体が傾いたり、廊下を右に曲がると建物全体が右に傾き、左に曲がると左に傾くといったことが起こりました。それがあまりに鮮やかだったので、そのときに共感覚というものに興味をもったわけです。

わたしは薬を飲んでいないときに明白な共感覚を経験したことはありませんが、ふだんから共感覚をもっている人もいるのです。そのころ立命館で心理学の教授をなさっていた内藤耕次郎先生という方が、ご自分が共感覚の持ち主で、共感覚についての研究もなさっていました。有名な内藤湖南の息子さんです。それで何度か内藤先生のお宅や研究室にうかがって、お話を聞いたり、文献を教えていただいたりしました。

教えていただいた文献を読んでみますとね、これは要するに、大脳のなかにある聴覚の中枢と視覚の中枢の間に何かの連絡があることの現われだというような、非常に局在論的な説明しか書いていないわけです。わたしは、自分のＬＳＤ体験から、これはそんな単純な現象ではないと思っていました。視覚と聴覚というような個々の個別感覚の大もとになるような、何か根源的な感覚があって、そこから個々の感覚が分かれてくるのではないか、ＬＳＤをのんだりしたときには、この大もとの感覚が賦活されて、個々の感覚が分離せずに結びついてしまうのではないか、というようなことを考えて、その後、共感覚に関係しそうな資料を漁るようになったわけです。

そんなときにたまたま、古本屋で西谷啓治先生が書かれた『アリストテレス論攷』*20という本をパラパラとめくっていたら、「共感覚」ではありませんが「共通感覚」という文字が目に入りました。アリストテレスの言葉だとわかったので、西谷先生のその本と、そこに挙げられていたアリストテレスの『霊魂論』*21という本を買って読んでみました。

そしたらそこに、「共通感覚」というのは、視覚、聴覚、触覚、味覚、嗅覚といったさまざまな個別感覚の根底にあって、大きさとか運動とかいったすべての感覚に共通する性質を感覚する感覚だとか、個々の感覚それ自体を感覚する感覚だとか書いてあるわけですね。それを読んで、パッと閃いたわけですが、要するにこの共通感覚というのは、

＊20 『アリストテレス論攷』（西谷啓治、弘文堂書房、一九四八年）
＊21 『アリストテレス全集6――霊魂論、自然学小論集、気息について』（アリストテレス、山本光雄・副島民雄訳、岩波書店、一九九四年）

わたしたちが世界と関係をもつ、そのいちばん根源的な関係についての感覚であって、最近わたしの使っている言葉でいうとアクチュアリティについての感覚だと思いました。だからそれは、いわゆる「共感覚」を生み出している感覚でもあるわけですし、同じころ関心をもっていた離人症も、共通感覚と関係のある病理であるに違いないと思ったわけです。

離人症というのは哲学的にも興味のある病態ですから、フランスあたりでは哲学者なども大きな関心をもって、離人症では何が欠落するのかという問題についていろいろな議論があったようです。わたしの場合には、ちょうど離人症の患者を抱えていたときに共通感覚という問題に出くわしたので、この二つがそこでパッと結びついた感じがあります。離人症で欠落する現実感を共通感覚の問題として考えてみたら、すべての疑問が解けるような気がしたわけですね。離人症の問題を共通感覚の問題として語ることができると思ったし、共通感覚は、視覚や聴覚といった個別の感覚よりも深い次元での世界との根源的な繋がりにかかわっているはずだから、それが働かなくなったら、個別の感覚が健全に働いていていても、そこで現実感がなくなるのはちっとも不思議じゃないと思えたわけです。

さらに、世界の実在と自己の存在とは同じ事実の両面という関係にありますから、共通感覚というのは、世界と自己を一挙に実感させる感覚ではないかとも思いました。そういえば、このインタビューの最初の質問に、すべてが一斉に押し寄せる肯定的な感じというような言葉がありましたが、何かそんな感じの感覚といっていいのかもしれません。それが離人症の人では失われているということです。

ロボットと離人症

少し話が飛びますが、わたしが書いた離人症論を読んだというロボット学の研究者から、一度自分たちの研究会へきて離人症の話をしてくれないかと誘われたことがあります。日本の代表的なロボット研究者の会だったのですが、なぜわたしにと思ってお話を聞いていましたら、わたしの書いたものを読んで、ロボットに離人症はありえないと思ったとおっしゃった。わたしも人工知能と本物の人間の心との違いに関心を持っていましたから、喜んでお引き受けすることにしました。

ロボットは、視覚であれ聴覚であれ、すべての個別感覚を備えることができます。しかし、離人症で障害されるような共通感覚、これをロボットにもたせるということはできないのではないでしょうか。だから、ロボットは離人症になりえないというよりも、そもそもロボットは離人症でしかありえない、それがさらに離人症になることはない、そんなふうなお話をしたかと思います。

共通感覚というのは、わたしたちの世界に向かっての主体的な行動を支えているものですが、主体的ということは、生きているということです。ロボットは生きていないのだから、主体的ということもありえない。もともとないものを、なくすということはありえないことでしょう。

人工知能や人工生命のコンピュータ上でのシミュレーションなら昔からあります。しかしそれはすべて、リアリティの世界、小文字の世界にすぎないのですね。アクチュアリティや大文字の〈生〉、これは本当に生きている人間や生物にしかありえません。大文字の〈生〉が生きられていないところでは、世界とのかかわりも必要がないし、共通感覚の必要もないのだろうと思います。

常識のことをコモン・センスといいますね。共通感覚は、ラテン語でセンスス・コムニスといいます。これをそのまま英語にすると、コモン・センスになるわけです。辞書で「常識」という項目を引くと、だいたい、社会人として知っておかなければいけない最低限の知識というような説明が出てきます。ですから日本では常識を、知的な作業といいますか、何か知的な能力と結びつけて考える人が多いと思うのです。「それぐらいは常識だから知っておきなさい」というようにね。

しかし、コモン・センスはあくまでセンス、つまり感覚です。ですから、本来は、対人関係や人間関係を営む上で必要な、基本的で、大文字の〈生〉にかかわる感覚ということだろうと思います。例えば、こうやって二人で話しているときに生じるある相互主体的な関係のようなもの、あるいは、二人のあいだの空気や雰囲気のようなもの、常識や共通感覚は、それをどう感じ取るかということに深くかかわっています。

離人症だけでなく、統合失調症もコモン・センスの病であるといわれますが、これもおそらくそういうことと深く関係している。統合失調症の患者が常識を失って、非常識な行動をする、という意味ではないのです。共通感覚としてのコモン・センスがうまく働かないから、場面の空気が的確に読み取れない、他人との相互主体的な関係が築けない、自己が「汝」に対する「私」として成り立たない、ということですね。

「自己」と「自我」の微妙で根本的な違いについて

「自己」と「私」あるいは「自我」、こういった言葉のわたしなりの理解について、少しお話ししておきましょう。

実は、わたしは「自我」という言葉をほとんど使わないのです。それには、そもそも「自我」という日本語が、西洋哲学でしょっちゅう出てくるラテン語や英語の ego、ドイツ語では das Ich、フランス語では le moi になりますが、それを翻訳するために近年になって作られたもので、もともと日常的には使われていなかったという理由がひとつあります。これに対して、「自己」という言葉は古くからの仏教で、根本的な概念として用いられてきたという伝統があります。だから、わたしはずっと「自己」のほうを使って、一人称の主体のことを書いてきました。

ところがわたしの本が何冊か、西洋にも翻訳されていますでしょう。ドイツ語への翻訳が一冊と、フランス語への翻訳が二冊あって、その翻訳をした人は、それぞれ互いに連絡のないドイツ人とフランス人です。本になる前にわたしのところへ原稿をもってきて、一緒に議論しながらいちいち点検したのですが、実はその人たちがみんな、わたしが日本語の文章のなかで「自己」と書いているところを、ドイツ語ならIch、フランス語ならmoi、つまり「自我」と訳してきたのです。

わたしは、それでは困る、「自己」と書いたのだからそう訳してください、これは「自我」ではありませんといったのですが、ドイツ人もフランス人も、しかし、ここに書いてあることは、われわれの言葉でいうと「自我」のことだというのです。これはどうしてだろうと考え込んでしまいました。二人とも、日本語のよくできる哲学者でしたから、単なる誤訳、誤読とは考えられないわけです。

その結果、ひとつの答が出たのです。わたしは「自己」という言葉を、自分自身のこと、この「私」のことを指す言葉として、非常に一人称的に使っています。これは、向こうの人にとっては当然ながら「私」です。egoでありichでありmoiなのです。哲学や心理学、それに精神病理学などで、これを概念として用いるときは、それを名詞化して、定冠詞をつけて、the ego、das Ich、le moiと書くわけですね。そしてそれが日本に輸入されたときに「自我」と訳された。

ところが西洋語の一人称代名詞に相当するような、そんなにはっきりした「私」という言葉は、そもそも日本語にはないのです。「わたし」とか「わたし」とか「おれ」とか、状況に応じていろいろな言葉でいわれる、「自称詞」という一人称代名詞にあたる言葉はありますけれども、これは状況により、相手により、場面によっていろいろに言い換えられるわけだし、西洋語と違っていつもかならず表に出していうとはかぎらない。西洋語では一人称代名詞はそれぞれ一個しかないから、それに定冠詞をつけて「自我」という概念にすることができるのですが、日本語では概念化して使えるような「私」というものはない。だからわたしは「自我」という言い方を避けてきたのです。

これに対して、日本語の「自己」に相当する言葉は、もちろん西洋の言葉にもあります。英語だとself、ドイツ語ではSelbstがそれにあたりますし、フランス語だとそれと少し違う系統の言葉ですけれども、soiというのがほぼそれにあたります。だから西洋語でそういう言葉が名詞として出てきたら、これは文句なしに「自己」と訳していいわけですね。

英語のselfというのは、語源をたどれば、古いドイツ語のselbから出ています。ドイツ語のSelbstも、もちろん同じ語源ですね。このselbというのは、ドイツ語のdasselbeとかselbigとかの中に今でも生きていて、「自分自身」というよりは「そのもの自身」とか「同一」とかの意味をもっています。だから同じでありさえすれば、一人称でなくても、二人称でも三人称でも使える。そのもの自身でありさえすればいいのです。ですから英語の場合には、myself とか yourself とかいうように self に人称代名詞を添えて区別するわけです。つまり「セルフ」というのは、もともとが「同一者」という意味だから、どちらかというと三人称的な使い方になじみます。

ところが、日本語の「自己」、これはもちろん元来は中国語ですが、この言葉には「同一」という意味はまったくありません。そして、前にも言ったように、だいたいは一人称的にわたし自身のことを指して使います。

「自己」と「自然」、「みずから」と「おのずから」

「自己」は中国由来の言葉ですけれども、これに相当するもともとの日本語、つまり大和言葉は「みずから」でしょう。「みずから」の「み」は「身」で、身体のことです。「ず」は本当は「つ」に点々の「づ」で、所有や所属を表す助詞です。「天つ神」や「国つ神」のように、それが属している場所を表します。そして、「から」は現在でも同じ意味で使っているように、出発点を表しますが、それ以外に「人柄」とか「家柄」とかいうように、本来の性質という意味でも使いますね。

つまり、「みずから」とは、「み」つまり身体という場所で、そこから何かが起きるということだという意味だということになります。「み」にはまた、「我が身」とか「御身」とかいうように、非常に人称的な意味があります。ですから、「みずから」というのは元来が一人称であって、その点が元来三人称的な「セルフ」とはまったく違っています。

面白いことに、中国語由来の「自己」でも、「自」は「から」という意味ですね。このごろはほとんど見られなくなりましたが、わたしが若かったころにはまだ、「一時から三時まで」というのを「自一時至三時」と表記していましたし、「東京から京都まで」は「自東京至京都」でした。しかし「自己」の「自」については、別の解釈もあって、それによると「自」という漢字は人間の「鼻」の象形であって、人は自分のことを指すときに指を鼻のところへもっていくから、「自」が「自分」の意味になったのだともいわれます。確かに「自」の文字のほうが「鼻」の文字よりも、鼻の形に近いですよね。しかしまた、人間は鼻から先に生まれてくるから、あるいは、これは競馬ファンならすぐ納得してくれるでしょうが、鼻がいちばん先に進むから、それで「自」の文字が「出発」や「先頭」を表し、それで「から」の意味になったのだ、という説もあります。

いずれにしても、「みずから」にも「自己」にも、何かから出発する動きの意味が含まれています。自己同一、アイデンティティを意味している「セルフ」とは全然違った意味をおびた言葉です。ですから、一般には「セルフ」を「自己」と訳すしきたりに一応なっているわけですけれども、これは厳密にいうと正しくないのです。わたしの本の翻訳者たちが、「自己」を「セルフ」と訳さなかった、これは実は非常に正しい見識だったわけですね。

かといって「自己」を、それが一人称だからというだけで「自我」の原語であるIchやmoiと訳してしまうのも疑問です。「自己」というのは、単に一人称代名詞である「私」というのとは違った意味をおびているからです。それは、先ほどもいった「自」の文字に含まれている、「起始」「発出」の意味のことです。それを理解するために、同じこの「自」の文字が含まれるもうひとつの言葉「自然」について考えてみたいと思います。

西洋では、セルフつまり「自己」は内面性として自分の内部に位置づけられるのに対して、「自然」は基本的に外部にあるものと考えられています。西洋人は昔から、自然を対象として観察し、その法則を発見することでみごとな自然科学を育ててきました。これに対して東洋では、中国でも日本でも、非常に優れた人文科学や芸術の伝統をもっているのに、自然科学では西洋文明におくれを取ってきたわけです。

そのひとつの原因は、東洋には自然を自分の外部に置いて、それを対象として観察するという姿勢が十分に育たなかったことにあるのではないかと思います。そもそも、西洋の「自然」という言葉、例えば英語の nature にあたる言葉が東洋にはなかった。西洋人が「自然」と呼んでいるものは、東洋では「花鳥風月」だったり「山川草木」だったり、その折々にわたしたちの情緒を誘う情景として捉えられ、わたしたちの外部にあって科学的に観察可能な対象として、かちっと客観化されていなかった。それを一元的にいいあらわす言葉がないということは、それが普遍的に対象化されていない、概念化されていないということです。

紀元前五世紀頃に老子が書いたとされている『道徳経』に、「人は地に法《のっと》り、地は天に法り、天は道に法り、道は自然に法る」という有名な一節があります。ここからもわかるように、人と地と天、つまり万象を道《タオ》があまねく司っていて、自然はその道をさえ司っている、もっとも根源的なエレメントと考えられているわけであって、西洋の「自然」のように単純に外部に位置づけられるようなものではありません。『道徳経』を英訳したアーサー・ウェイリーが、この「自然」を“the Self-so”とか“the what-is-so-ofitself"とか訳していますが、これは「おのずから」とか「おのずからそのようにあること」、つまり「ひとりでに」という意味でしょう。「自然」という言葉が中国から入ってきた日本でも、この語は、ずっとこの自然発生的な意味で使われてきました。つまり、それは大和言葉の「おのずから」の同義語として理解されたのです。万葉集にも、「自然」と漢字で書いて「おのずから」と訓読みさせる用例があります。それが明治時代になって、西洋の文明が、とくに自然科学がどんどん入ってくるようになった。西洋語の nature の訳語が必要になってきた。それで、いろいろ苦労して、結局はこの「自然」の語を当てることにした、というわけなのですね。

この「おのずから」という日本語の、「おの」は「おのれ」の「おの」で自分自身の意味ですね。「ず」は「みずから」の「ず」と同様に、元来は「つ」の訛った「づ」です。そして「から」も、「みずから」と同じ、「出発」「発出」「起始」を意味しています。「みずから」の場合に身体の場所で発出していた動きが、個人の身体を経由することなく、それ自身から発出しているありさまだといってよいかもしれません。

漢文つまり中国語を読むときに、「自」という文字が出てきたら、それを「みずから」と読むのか「おのずから」と読むのか、迷うことがあります。ということはつまり、「みずから」も「おのずから」も、同じひとつの「自」だということですね。これまで話してきた大文字、小文字を使っていえば、「みずから」は個人のビオス的な身体を経由しているぶん、小文字的だといってもいいし、「おのずから」は個人以前だから大文字の〈自然〉だといってもいい。いずれにしても東洋人、ことに日本人は、自己と自然を内部と外部に対立させて見るのではなく、むしろその両者の「あいだ」に、共通の根源的な「自発性」、自然発生の動きを見ていたわけですね。これは西洋の、人間と自然を対立させて考える世界観とはまったく違っています。

統合失調症患者が失っている「自然さ」について

わたしが「みずから」と「おのずから」、「自己」と「自然」というような問題に関心を抱き始めたのは、統合失調症ではこの二つが両方ともうまくゆかなくなっているからなんですね。

統合失調症が自己の成立不全であることについては、これまでにもたくさんお話ししてきました。ところが統合失調症では、もう一方の「自然」も、根本的に障害されるのです。「自然」といってももちろん、対象化された自然界の意味ではありません。「自然さ」というか、natural、ドイツ語でいうと natürlich という意味です。さきほど、西洋人は「自然」を外面化し、対象化しているといいましたが、「自然な」とか「自然に」とかいう形容詞的、副詞的な使い方をすれば、ぐっと「おのずから」に近づきます。この意味での「自然さ」が、統合失調症では特異的に失われるのです。というよりも、統合失調症の患者さんは、その内面的な感じ方も、外面的な表情や動作も、非常に特徴的な仕方で「不自然」になるのです。

統合失調症の臨床では、以前よく「直観診断」ということがいわれていまして、患者を丹念に診察してその症状や経過から診断を下すのではなく、その患者さんに出会った瞬間に、ぱっと一目見て、あ、これは統合失調症だということがわかってしまう、そういう医者の側の体験をいっていたのですけれども、この直観診断の拠り所というか、そこで何を直観的に見てとっているかというと、それは統合失調症以外の精神病ではまず感じられない、特有の不自然さだということができます。

これはいわば外面的な、患者を見た人が感じる不自然さですが、患者さん自身の側の内面の不自然さについても、従来からいろいろな人が問題にしてきました。例えばビンスヴァンガーは「経験の自然な一貫性の解体」というようなことをいいます。健常人の日常的な経験が次から次へと問題なく繫がっていって、わたしたちはその自然な経験の繫がりに安住していられるわけですが、統合失調症ではこの自然な繫がりがうまく成り立たなくなるということです。わたし自身も若いときに書いた最初の統合失調症論文*[22]で、「病者は何よりもまず、彼を日常取り巻いている諸々の事物との交わりにおいて、自然な自明性の喪失を感じていると考えられる」と書きました。この「自然な自明性の喪失」について、一人の女性患者の詳細な記録をもとにして入念に論じたのが、わたしの友人で先年惜しくもなくなったヴォルフガング・ブランケンブルク*[23]です。

ブランケンブルク氏とわたしは、統合失調症の精神病理に関して、非常に多くの点で一致した意見をもっていました。二人ともビンスヴァンガーの流れを継承しているということはありますが、それ以上に二人の感性がよく似ていたのだと思います。ただ一点、二人のあいだで最後まで意見の合わなかった問題がひとつだけあります。それは自然と自己、「おのずから」と「みずから」の関係に関する問題でした。

「おのずから」と「みずから」、これを彼はドイツ語で、“von selbst”と“selbst”といい表しています。von selbst は「ひとりでに」「おのずから」という意味ですし、selbst は「みずから」ということですから、これはわたしが「自然」と「自己」を関係づけるのと、まったく同じことだといってよいと思います。

ところがブランケンブルク氏は、この二つが弁証法的な関係にあるというのです。つまり自然と自己は、相互に否定し合いながら、しかも両者が統合されて一つの全体を形作っているような、そんな緊張関係にあると考えるわけです。ものごとが「おのずから」、von selbst に、自然に進んでいるときは、そこに「みずから」selbst というような自己は出てくる必要がない。自己が自己主張を始めると、ぎくしゃくして自然さが損なわれ、「おのずから」ではなくなる。つまり、両者はヴァイツゼカーの言葉を借りれば相互隠蔽関係にあるということなのです。

わたしは、そうではなくて、「おのずから」と「みずから」、「自然」と「自己」は、ともに「から」とか「自」とかという共通の根をもっていて、哲学的な言い方でいえば共属関係にある、と考えているわけです。場所的で根源的な自発性を共有しているわけで

＊22 「精神分裂病症状の背後にあるもの」（一九六五年）／『分裂病の現象学』（木村敏、弘文堂、一九七五年）所載

＊23 『自明性の喪失――分裂病の現象学』（W・ブランケンブルク、木村敏・岡本進・島弘嗣訳、みすず書房、一九七八年）

すから、むしろ同じことの裏表ではないかと考えているわけですね。この根源的自発性が冒されると、自然と自己の両方とも成立しにくくなる。統合失調症では、まさにそのような事態が起こっているのだ、と考えているわけです。

「から」とか「自」とかで表されている根源的自発性、これがそもそも何であるかを考えようとすれば、どうしても大文字の〈生〉と小文字の生、個別化以前の全体的なゾーエー的生命と、個別化されたビオス的生命のことをもちださなくてはなりません。この根源的自発性というのは、要するにゾーエー的な大文字の〈生〉が、個人の身体という通路を通って、小文字の生のなかへ噴出というか、溢れ出してくる、その動きのことなのです。この動きを自分の身体で感じとったものを「みずから」とか「自己」とか名づけ、個別的身体の限定を外して、その動きそれ自体をいうときには「おのずから」とか「自然」とかいう。それだけの違いです。そこへ七面倒くさい弁証法をもちだすまでもない、わたしはそう思っています。

しかし、考えてみると、ブランケンブルクが自然と自己の関係を弁証法的だといったのも、どこかでわたしが考えているのと同じ「から」の共属関係、共有関係を踏まえてのことだったのかもしれません。彼には「コモン・センスの精神病理」といういい論文があって、わたしと同じように統合失調症における共通感覚の障害を論じているわけですから、大文字の世界と小文字の世界との存在論的な差異の重要性については、百も承知だったはずです。そもそも弁証法というものは、全体と個別とのあいだの緊張関係にかかわるものでしょう。ヘーゲル的な弁証法と統合失調症の病理とのあいだには、なにか本質的な関係があるのかもしれません。

主体性にはふたつのレベルがある

統合失調症では、「から」や「自」の根源的自発性が個人以前のレベルで障害されていて、それが自然さや自己の障害に繋がっています。この根源的自発性というのは、大文字の〈生〉、個人を超えた生命それ自身が、個別的身体を備えた個人の生命として溢れ出す動きのことだ、とさっきいいました。生きとし生けるものすべてが共有しているゾーエー的な〈生〉が、個人個人のビオス的な生き方を規定する動きだといってもよい。

これをもっと身近なところで見ると、われわれはいつも大小さまざまな集団を作って生きていますが、その集団全体の生き方と、それに属している個人個人の生き方との関係という問題に繋がってきます。人間以外のすべての動物も、集団を作って生きている。

渡り鳥や魚の群れがいい例です。その集団全体が種の保存を目的として長距離の移動をするというとき、この「渡り」という集団全体の生き方と、それに属している個々の個体の生き方との関係という問題です。集団は集団全体として主体的に生きている。個体も個体として主体的に生きている。群れ全体の集団的主体性と、個々の個体の個別的主体性との関係はどうなっているのか。これがさきほどからお話ししている「根源的自発性」の問題と、直接に繋がってくるのです。

わたしが集団的主体性とか本質的な共属性などということをしきりにいうものですから、それはファシズムに繋がる考え方だなどといわれることがあります。しかし、わたしは、もともとファシズムや全体主義は大嫌いなのです。子どものときは戦時中で、軍国主義の全盛期でしたが、そのころから個人を無視した考え方を本当に嫌だと思っていました。戦争が終わったときは心の底から嬉しかったのを覚えています。だから、わたしの考え方が全体主義的になるはずはないのですが、集団とか全体とかについて語ろうとすると、それは全体主義だなどと短絡的に批判する人がかならず出てきます。わたしはむしろ、個と集団との関係をきちんと自覚的に押さえておかないかぎり、うっかりすると全体主義に陥るおそれがあるのではないか、全体主義に陥らないようにするためにも、この問題をきちんと押さえておかなくてはならないのではないか、と思っています。

さらに、こういうこともいえると思います。集団や共同体全体の動きを無視して、個人だけを視野においてものを見ると、かえって全体主義的になりやすいのではないか。というのは、前にお話しした合奏の例からもわかるように、わたしたちは何をするときでも、周囲の集団からの影響をいつも否応なしに受けて行動しています。この構造を押さえておかないで、それがまるで個人の主体的な意志にもとづいた行動であるかのように考えるところに、逆にかえって全体主義が入り込む危険があると思っています。集団や共同体を語るから全体主義だというのは、あまりにも単純な発想です。

われわれ個人個人の個別的な行動の源泉には、常に集団的な一人称複数の主体性が働いていますが、一方われわれがどんなに緊密な共同性のなかにいても、個別的な主体性、一人称単数の自己を失うということは、まずありません。それは、わたしたちの一人ひとりが自分の歴史というものをもっているからです。この点が人間と動物との決定的な違いでしょう。

動物の集団を見ているとわかりますが、彼らは全体がひとつの集団的な主体性のようなもので統合されていて、個々の個体は、この集団的主体性を自分自身の個体の場で体現するかのように行動しています。渡り鳥が集団で移動するとき、それはその集団を構成している一羽一羽の鳥が、自分の力で自分の羽を動かさなければ不可能ですね。南の島へ飛んでいくというのは集団の意志、集団主体性のいとなみです。この集団の意志が個々の個体の場で体現されている。しかし、それと同時に、個々の個体は、その場での自分の生理的な欲求に沿った行動といいますか、集団的主体性とはとりあえず関係のない、個別主体的な行動もしています。一羽一羽の鳥が餌を食べたり排泄したりして、自分の身体的な生命を維持しなければ、集団を作って移動することはできません。ですから、個体の側から見ると主体性が二重の構造になっていて、個別的な主体性と集団的な主体性を、同時に体現しているといえると思うのです。

人間の場合もこれと変わりません。主体性には集団的、個別的という二つのレベルがある。この二つの主体性の重なり具合が上手くいっているかどうか、それがその人の集団内での、あるいは社会での適応を決定することになります。全体主義に陥るかどうかのポイントも、どうもそのあたりにあるように思えます。

個と集団の折り合い／統合失調症と近代

そもそも、わたしは人間を動物から切り離して、万物の霊長などと呼び、あらゆる生物界の頂点に君臨させるなどと考えるのがあまり好きではありません。人間がほかの動物よりも立派な脳をもっていて、言語機能をはじめとして他の動物にない能力をもっていることは確かですが、もっと根本のところでは、人間もやはり動物の一種じゃないかと思っています。

動物は、猿の集団を見ても昆虫の集団を見ても、渡り鳥の集団を見てもそうですが、とにかく全体主義的ですよね。個が集団全体と張り合えるだけの力をもっていません。人間になってはじめて、「個の尊厳」というものが意識されるようになってきて、個の独自性を無視するような全体主義には悪のレッテルが貼られるようになってきました。しかし人間も動物である以上、全体主義的な傾向も大いに残っているわけです。だから、そこにどう折り合いをつけるかが問題になる。

専門の精神病理学の観点からいいますと、わたしはこの個と集団の折り合いというか緊張関係こそが、統合失調症という病気を生んできたのではないかと考えています。前にもお話ししたように、この病気が個別化以前の大文字の〈自己〉と、個別的な小文字の自己との垂直の「あいだ」との統合不全から来ているものだとすると、当然そうなりますね。

統合失調症は、そもそもが近代以降の病気で、十八世紀以前には存在しなかったのではないか、と推測している人もいます。そういわれてみると、あれだけ精密な症例記述を残している古代ギリシア医学にも、いまだったら統合失調症という診断がつくだろうというような症例は記載されていません。シェイクスピアの作品を見ると、変な人がずいぶん出てきますが、やはり統合失調症らしい人物は出てきません。それが出てくるのは十八世紀も終わりごろで、その最初のはっきりした症例は、有名な詩人のヘルダーリンです。ヘルダーリンが統合失調症に罹患していたことは、まず間違いありません。

近代以前は、集団の力がいまよりも圧倒的に強かっただろうと思われます。個というものは集団の中に埋没していましたから、個と集団のあいだの緊張関係もそれほど目立たなかった。大文字の〈自己〉が小文字の自己よりも圧倒的に優位に立っていた。それで統合失調症という病気も存在しなかった。人類の歴史の中で個の力が次第に強くなって、二つの「自己」が徐々に拮抗してきたところで、統合失調症が出現してきたのではないか、これがわたし自身の解釈です。

もちろん、地球上の各地に栄えた古代文明には、それぞれ傑出した人物がいたでしょう。

ソクラテスやプラトンやアリストテレスといった大哲学者たち、ユダヤ教、キリスト教、イスラム教、それに仏教といった大宗教の開祖たち、そういった人たちはみな、明確な個人的自己意識をもっていて、集団から自立していたと思います。問題は一般大衆なのです。社会を構成している一般大衆の一人ひとりが、それぞれに個人的自己意識を身につけて、集団所属性とのあいだに緊張関係を形成するようになったのは、いつごろからなのか。それは西洋では十七、八世紀の啓蒙思想のころからではないのだろうか、わたしはなんとなくそう思っています。

わたしは、啓蒙思想が個の自己意識を生んだ、あるいは助長したのだとは考えていません。ひょっとすると、西洋、東洋を問わず、人類一般の進化論的な変化のひとつの方向として、個の自己意識がだんだん強くなるという傾向があったのではないか、と考えています。いわゆる啓蒙思想はもちろん西洋のものですが、それとほぼ同じ時期に、それ以外の地域にも同じような傾向は見られたのだろうと思います。進化論の話ですから、何百年というずれは誤差の範囲です。そしてそれが西洋では、一七、八世紀ごろにいわゆる啓蒙思想に結実したのだと考えることができます。

いずれにしても統合失調症という病気は、二百年あまり前から歴史上に姿を見せました。それ以来、少なくとも西洋では急速に蔓延して、百年あまり前の十九世紀末ごろには、精神病で入院している患者の七、八割はこの病気だといってもいいほど増加したのです。そのありさまは、当時のドイツの代表的な精神医学者だったエーミール・クレペリンの精神医学教科書を見ればよくわかります。

この病気はクレペリン時代には、青年期の若い人たちの精神的能力を急速に低下させるという意味で「早発性痴呆」dementia praecox と呼ばれていました。「統合失調症」Schizophrenie という病名がオイゲン・ブロイラーというスイスの精神医学者によって提唱されたのは、二十世紀初頭の一九一一年のことです。

それが最近になって、統合失調症が少なくなった、少なくとも病勢が弱くなったといわれています。わたしが精神科医になったのは一九五六年ですが、そのころにはもう、この病気の「軽症化」ということがいわれはじめていましたし、一九九四年にわたしが定年で大学を辞めたころには、初診時にこの病気の診断が確定できる症例は、かなり減ってきていたように思います。

もし統合失調症という病気が、二十世紀の後半以降、間違いなく減少してきているのだとすれば、これはそのころから、集団の力が個人の自己意識に対して相対的に弱くなってきたからではないのか、わたしにはどうもそう思われてなりません。これはいろいろな社会的風潮からも推測できます。いまの若い人たちは、電車に乗っても、学校にいても、家庭のなかでも、周りの人のことはあまり考えなくなっているでしょう。個人の人権意識のほうが、共同体全体への帰属意識より、はるかに強くなってきています。個と集団の力関係のバランスが、統合失調症が出現する前の時代とは逆の方向に傾いている。このことと、この病気が減ってきていることとのあいだには、何か本質的な関係があるのではないか、わたしにはどうもそう思われてなりません。もちろん、これはわたし個人の無責任な推測に過ぎませんけれども。

今西進化論と種の主体性

今西進化論というのがあるでしょう。今西錦司さんがダーウィンの進化論に対して立てたものですね。わたしはこれを非常に面白いと思っているのです。

ダーウィンの進化論では、適応力に優れた個体が劣った個体よりもたくさんの子孫を残し、その結果だんだん種全体の適応力が上がってゆくということで、種の進化が説明されるわけです。こうやって適応力のある個体が選ばれてゆく過程を「自然選択」とか

「自然淘汰」とかいいますね。自然選択は、ダーウィン進化論では種の進化を促進する原動力です。

これに対して今西さんは、個体レベルでの自然選択を認めなかった。そもそも、個体というものを進化の単位として認めなかったのです。優秀な個体が選抜されて、その結果、種全体が優秀になって行くというのではない、個体ではなくて種全体が進化の方向へ変化していき、だから当然、その種に含まれている個体も、早い遅いの差はあっても、いずれは同じ進化の方向をたどることになるのだ、これが今西進化論のプリンシプルです。自然淘汰で個体が選抜されて種が変わるのではなく、種は「変わるべきときが来たら変わる」というわけです。

個体を中心において考えれば、個体の行動は個体の主体性によって動かされているわけですが、種それ自体が「変わるべきときが来たら変わる」ということになると、主体性の座は個体から種に移る。個体ではなくて種が進化の単位になります。そこで今西さんは、「種の主体性」ということもいうのです。だから、集団主体性ということをいうわたしの場合と同様、今西進化論に頭から全体主義の烙印を押す人もあるのです。

でもそれは間違っています。ナチスドイツは、優秀な民族を育てるために、ユダヤ人のような劣等な民族を根絶しなければならないと考えたわけですが、その際によりどころにしたのがダーウィンの進化論でした。その個体レベルの優生学を使おうとしたのです。それで、ユダヤの血の流れている個体をひとり残らず根絶やしにすれば、民族全体として優秀な方向へ進化してゆくと考えました。

全体主義の危険なところは、全体のために個を犠牲にするという点にありますね。しかしこれはやはり、全体と個の二元論に根ざした見方です。全体主義者も、それを非難する自由主義者も、どちらもこの二元論を超えていない。これは唯物論と唯心論の対立とよく似ています。物質と心の二元論を超えられないという点で。真実は、全体と個、心と物質の「あいだ」にあるのです。個は個の主体性で動いている。全体は全体の主体性、今西でいえば種の主体性、わたしの言い方では集団主体性で動いている。この両方の主体性が触れあうところ、個でも全体でもない、いってみれば〈主体性〉そのもの、言い換えれば個体のビオス的な生と全体のゾーエー的な〈生〉との垂直の「あいだ」、それを見極めておけば、全体論にも個人主義にもならずに現実を見ることができるのではないか、そう思っています。

第三章

生きる主体

「生む」と「生まれる」、「生きる」と「生きられる」

――日本語には、「生む」という他動詞があります。受け身にすれば「生まれる」ですが、面白いことに「誕生する」という意味の「生まれる」という自動詞の能動形と同じ形をしています。表記上は「産まれる」、「生まれる」と書いて両者を区別することがありますが、これは便宜的、論理的な区別に過ぎず、実感的には能動受動の別を意識することはほとんどありません。つまり、「誕生」という生命の根源にある出来事を、わたしたち日本人は、「うまれる」という両義的な言葉を用いて、主客をはっきりさせないまま表現しているということではないかと思います。この言い方を、英語の I was born と比べると、曖昧であること自体が面白いですし、前回のお話をお聞きしながら、これも自己が「あいだ」にあることの現われのひとつなのではないかと思っていました。

今日はそんなことを入り口にして、「生命」にかんする問題についてお話を進めたいと思います。能動性や受動性の観点から、「あいだ」の問題にあらためて光を当てていただければと思うのですが。

木村　生命の問題というのは、どうもうまく言葉にならないところがありますね。わたしの論文でも最近は生命論が中心的な話題になることが多くなってきていますが、生命のことを書いていると、言葉にするとどうしたって嘘になるという感じがあります。二元論的に割り切るわけにはいかないところがあって、そこが面白いといえば面白い。その難しさがそのまま出るような形で語るしか、しようがないのでしょうね。

「生まれる」という言葉が、他動詞の受動型であると同時に自動詞でもあるというのは面白いですね。わたしなんか、古い人間だからかもしれませんが、自動詞で「生まれてくる」という意味で書くときには、「生れる」というふうに「ま」を送らない書き方をしてきたのではないかという気がします。でも、パソコンで書けば「ま」が自動的に送られてしまいますから台無しになりますけれども。

それと恐らくどこかで繋がっていると思うんですが、「生きる」という、ふだんはもちろん自動詞として使っている言葉には、他動詞的な用法もあるのですね。「素晴らしい人生を生きる」とか、「この瞬間を生きる」とかいうのは、「生きる」が目的語をもっているから他動詞でしょう。

フロイトが最初のうち「無意識」と書いていたものを、ある時期から「エス」と書くようになったことはご存知でしょう。この「エス」というのはドイツ語の非人称の代名詞で、英語でいえばitに相当します。「雨が降る」をit rainsというようなときのitです。これをドイツ語では「エス」を使って、es regnetといいます。ただし、精神分析の学術用語としては、「エス」を英語でいうときにはitを使わずに「イド」idというラテン語を使いますけれども。

これは変ですね。「自我」というときにIとかmeとかでなくて、ラテン語の「エゴ」を使うのもそうですが、精神分析には日常用語から距離を取って、自分たちだけのジャルゴンを使いたがる傾向があるのですね。わたしは、それを決していい傾向だとは思っていません。

さて、このエスというちっぽけな言葉が無意識の重要なはたらきを意味しうることを、フロイトに教えた人物がいるのです。ドイツの医者ですけれども、アカデミックな意味で研究活動をしていた人ではなくて、民間治療師のような形でマッサージとか温泉療法とか、そういう医療をしていた、ゲオルグ・グロデックという人です。

「エス」をめぐるグロデックとフロイトのやりとりについては、わたしの『分裂病の詩と真実』[*24]のなかの「エスについて」という論文に書きました。グロデックの書いた『エスの本』[*25]を原稿段階で読んだフロイトが、そのアイデアを借りたわけなんですけれども、そのプライオリティをめぐる二人のやりとりがありまして、そこにはいろいろと面白い裏話もあるのです。

フロイトはエスを心の一部である無意識のこととして受けとって、これを自分の理論に組み入れたわけですけれども、グロデックのいうエスは、実はもっと深いものを含んでいます。フロイトはおそらくそこまで理解していなかったと思うのですが、グロデックは、実は生命的な自然あるいは自然の生命といいますか、そういうものとしてエスを考えていたのです。われわれ一人ひとりが生きている人生、あるいは個々の生命といってもいいのですけれど、それがエスによって「生きられて」いる。われわれが生きているlebenというより、われわれはエスによって生きられているgelebt、そういう言い方をしているのです。

先ほどいいましたように、「生きる」は自動詞ですけれども、「人生を生きる」というように他動詞的にも使える。これはドイツ語でも一緒なのです。それで、ドイツ語で

＊24 『分裂病の詩と真実』（木村敏、河合文化教育研究所、一九九八年）

＊25 『エスの本――無意識との対話』（G・グロデック、岸田秀・山下公子訳、誠信書房、一九九一年）

gelebtというと、他動詞としての「生きる」の受動型「生きられる」です。エスがわれわれ一人ひとりの生命を生きている。個別的な生命の側からいうと、それがエスによって「生きられている」ということになります。ところが、グロデックの『エスの本』には邦訳があるのですけれども、その訳者は「生きられる」といういい回しを思いつかなかったらしい。そもそもそんな言葉は日本語にはあまりないわけだから当然ですけども、この「生きられる」を「生かされる」と訳してしまった。これでは意味がまったく違ってしまうでしょう。

グロデックがいいたかったのは、エスというのは何か生命の根源のようなもの、ヴァイツゼカーのいう「生命それ自身」、あるいはわたしのいう大文字の〈生〉のようなものであって、それが個人個人の小文字の生命を他動詞的に生きている、生きているのは個人個人の生命ではなく、生命の根源であるエスのほうが個々の生命を生きているというわけです。だから、個々の生命のほうを主語にしていうと、それがエスによって「生きられて」いるということになります。でも、その発想が日本語の翻訳者には浮かばなかったものだから、「生かされる」ということになってしまった。「生かす」ももちろん他動詞には違いありませんけれども、ドイツ語のlebenには「生かす」という意味はありません。それに、「生かされる」というと、生きる主体がエスではなく個別的な生命のほうになってしまって、グロデックの真意とは違ってきます。

わたしの弟子の一人に野間俊一という人がいて、グロデックについて『エスとの対話――心身の無意識と癒し』[*26]というとてもいい本を書いています。彼がこの本を書いているときにこのことを話しましたから、野間君は正しく「生きられる」と書いているはずです。

「あいだ」と中動態

ギリシア語やラテン語には、受動と他動の中間にあたる中動態というものがあります。前にデカルトの「われ思う、ゆえにわれ在り」のことでお話ししたように、デカルトはこの「われ思う」が能動態の「思う」ではなくて、videor、つまり「そう見える」「そう思える」だと書いているのですね。英語でいうと、it seems to me の seem です。「そう思われる」というと「思う」の受動態でもありうるわけですが、この「思える」はそう

＊26 『エスとの対話――心身の無意識と癒し』（野間俊一、新曜社、二〇〇二年）

ではない。「見える」が「見る」の受動態「見られる」ではないように、「思える」は受動態ではありません。これが中動態なのです。

あなたがいった「生む」「生まれる」の場合でもそうですが、能動と受動をピシャッと二つにわける近代語のやり方というのは、主語と目的語、動作の主体と対象を、二元論的にはっきり対立させすぎるのではないかという感じがしますね。なんでもかんでも、「こちらが向こうを〜する」のか「こちらが向こうから〜される」のかのどちらかにしてしまう。そうではなくて、もっと「あいだ」にたった、ぼやっとした、能動でも受動でもない、中動態という動詞のあり方があるのではないかと思えてきます。

ですから、「生む」「生まれる」についても、「生む」はもちろん母親が子どもを生むという能動的な行為ですが、子どもの側からすると、この行為の受動的な対象として「生まれる」、つまり「生み出される」というだけではなくて、もう少し子ども自体の主体性も加わった「生まれてくる」という意味での「生まれる」ということがいえるのではないかと思います。母親と子どものどちらかの一方が主体になるのではなく、二人の「あいだ」の出来事としての「生まれる」ですね。そうすればこれが中動態としての「生まれる」だということになるでしょう。

ですから、人間の使う言葉には、ときにそういった主語と目的語の区別がはっきりしない動詞、中動態と呼ばれるような動詞もあるわけでしょう。単純で二元論的な理解にこだわっていると、そこを見落としてしまうわけですね。

非人称の主語「エス」

中動態というのは、行為主体とその対象との「あいだ」に視点を置いた見方だといいました。はっきりした中動態をもたない近代の西洋語にも、非人称の主語というものがあります。さっきお話しした「エス」がそうですね。英語だと it rains の it。さっきのラテン語の中動態 videor、「見える」「思える」を英語でいうときの it seems to me の it もそうです。これはドイツ語でいうと es scheint mir になって、やはり「エス」が使われます。

非人称ということは、要するに一人称の主体でも三人称の客体でもない何かということですから、考えてみるとこれはとても面白い。非人称の es や it は、本来はもちろん三人称の代名詞なんですね。なにか特定のものを指して、「それ」ということで使う。しかしそれを特定の対象を指さない非人称の代名詞として使うことによって、主体客体の枠を超えた中動態的な見方ができるのでしょう。

フロイトがグロデックから「エス」という概念を借りたとき、フロイトはこれをかなり三人称的に理解していたのではないかと思います。「無意識」というのも、特定の対象ですから。グロデックのほうは、もっと非人称的に考えていた。でないと生命的自然の意味にはなりません。これが合理主義者フロイトの限界だったのかもしれません。彼が「死の欲動」を「無機物への還帰」としか見なかったこととも、大いに関係があるでしょう。「死の欲動」で求められる「死」は、もっと中動態的な、あるいは非人称的な「死」です。

非人称の「エス」ということで思い出しましたが、ハイデガーも精神分析とはまったく違った意味で、この非人称の「エス」を重要視しています。

ハイデガーは「ある」、つまり存在するseinという「こと」を、存在している「もの」つまり存在者Seiendesとはっきり区別して、純粋に見ていこうとするわけですね。「ある」という「こと」は、それ自体は存在者ではないのだから、存在はしていないわけです。つまり「ある」という「こと」が、それとして「ある」とは絶対にいえない。もしそういえるのだったら、「ある」という「こと」もひとつの存在者になってしまいますから。

しかしそれでもわたしたちは、「ある」というのはどういうことであるのかを知っています。つまり「ある」という「こと」は、三人称の存在者として存在しているわけではないのに、わたしたちになんらかの仕方で与えられている。でなければ「ある」とか「ない」とかいうことができません。ではいったい何が、わたしたちに「ある」という「こと」を与えているのか。

ドイツ語で何かがあるということを表現する言い方として、es gibt、直訳すれば「エスが与える」という言い方があります。「ある」は、いまいったように、それ自体が存在者として存在する、つまり「ある」とはいえないわけだけれども、es gibt Sein、つまり「エス」という何かが、それをわれわれに与えている、という言い方ならできるわけです。それ自身は存在者ではないから「ある」とはいえないところの「ある」という「こと」、それをわたしたちに与えてくれているのが、ほかでもないこの非人称の「エス」だ、というわけです。

ハイデガーはこの「エス」というのが何であるのかをいっていませんけれども、それはわたしたち人間存在が、つまり「現存在」が、世界の内に住みつくという仕方で、「世界内存在」として、世界と交わっている、その交わりそれ自身、言い換えればわたしたちと世界との「あいだ」のことだといっていいのではないかと思います。

日本語にははっきりした主語というものがありませんから、非人称の主語というものもありません。「エス」を「それ」と訳してしまうと、とたんに三人称になってしまいます。しかしその一方で、日本語には動詞の中動態的な使い方が発達しているのではないかという気はします。たとえば「見る」とか「見られる」とかの能動と受動のほかに、「見える」という形がありますね。あそこに富士山が見える。退屈な講義で先生の顔が二重に見える。これは間違いなく「見る」の中動態です。「聞く」や「聞かれる」に対して「聞こえる」というのもそうでしょう。先ほど話にでた、他動詞「生む」の受動態である「生まれる」とは違った意味での、昔は「ま」抜きで書いた自動詞としての「生れる」、「生み出される」のではなくて「生まれてくる」こととしての「生れる」は、やはり「生む」の中動態なのですね。

ゾーエーがビオスを生きる

前に、ギリシア語のビオスとゾーエーのことをお話ししましたね。ビオスというのは生物の個々の個体が生きている、それぞれの個体ごとに個性をもった生命のことです。だから人間の場合には、このビオスは個人の生きている有限な生命のことですし、それぞれに特徴のある生活、あるいは人生の意味にもなります。生物学、biology というのは、このビオス bios の観点から生物を研究する学問ですね。わたしが「小文字の生」といっているのが、だいたいこのビオスにあたります。

これに対してゾーエー zoé というのは、個体の生命ではなくて生命一般、あらゆるビオスの源泉になっているような、生命活動そのもののことです。だからこれはビオスと違って、この人のゾーエー、あの人のゾーエーといった個別性がない。個別性がないだけではなくて、ビオスのように有限で可死的ではありませんから、死ぬということがない。ヴァイツゼカーが「生命それ自身は死なない。死ぬのは個々の生きものだけである」といっているときの「生命それ自身」がゾーエーです。わたしはこれを大文字の〈生〉といってよいと思います。

ただ、これも前にお話ししましたが、この大文字の〈生〉を「生命」といっていいかどうか、これは問題です。ベルクソンが「エラン・ヴィタール」つまり「生の躍動」と名づけているものは、このゾーエーにほぼ相当すると見ていいのでしょうが、ベルクソンはまだこれを個体のビオスの源泉という観点からしか見ていないのではないかと思います。西田幾多郎は、ベルクソンの哲学には死がない、といって批判しますが、生物が生きているという観点だけから見れば、ゾーエーは生命の源泉としての「生の躍動」ということになるでしょう。

しかし、ゾーエーがけっして死なないということは、ゾーエーが生きてもいないということでもあります。つまりゾーエーは、大文字の〈生〉であるだけでなく、大文字の〈死〉でもある。それはすべてのビオスが、つまりあらゆる生きものの有限な生が、そこから生まれてきて、死んだらまたそこへ還って行く、そんな場所のことだと考えることができます。「生の躍動」というような活発な動きとしてこれを捉えただけでは不充分なところがあります。ゾーエーは、仏教でいう「空」に近いものであるようにも思うのです。

このゾーエーから、すべてのビオスが生まれてくる。この「生まれて」は自動詞の能動態の意味にとってもいいし、「生む」という他動詞の受動態の意味にとってもいいと思います。ビオスがゾーエーから生まれるといっても、ゾーエーがビオスを生むといってもいい。そしてゾーエーは、単にビオスを生みっぱなしにするだけでなく、ビオスに入り込んで、ビオスの生を生きています。ビオスのほうからいうと、それぞれのビオスはゾーエーによって「生きられて」います。

ここまでいえば、ゾーエーというのがグロデックのいう「エス」のことにほかならないということがわかるでしょう。個々のビオスは、めいめいの物質的な身体をゾーエーに提供しているだけなのです。そういった物質的な身体が生きているのは、本当はそこでゾーエーが生きているのです。この局面だけを取り出していうのなら、ゾーエーはベルクソンのいう「生の躍動」だといっても間違いではありません。

これは当然、「自己」の問題とも繋がってきます。わたしたちは以前に「みずから」と「おのずから」のことをお話ししましたね。「自己」すなわち「みずから」というのは、「から」で表されている「自然」の根源的な自発性が、「み」で表される身体の場所で働いている状態のことでした。これに対して「おのずから」というのは、「自然」の根源的自発性それ自体が、それ自身の場所で働いているありさまのことだといいました。もう説明するまでもないでしょうけれども、「みずから」というのはビオス的な各自の自己のことだし、「おのずから」というのは、それを成立させているだけではなく、それを一定期間維持しているようなゾーエーのことなのです。

つまりゾーエーは、地球上に無数に存在しているすべてのビオスを生きている。動物でも植物でも人間でもそうです。親から子どもが生まれるのはビオスの世代交代であって、その場合にはゾーエーが親のビオスから子のビオスへと移っていく。

子どもを産むことを「身二つになる」といいますね。赤ちゃんが生まれたとき、「おのずから」が二つの「みずから」に宿るということですね。別個のビオス、別々の「自己」が、同じひとつのゾーエーを共有しながら、しかも二つになったということを、このいいまわしは非常によく表現しています。あるお母さんが、子どもとわたしは「地続き」だから、子どもの痛みがわが身の痛みとして感じられるのだ、といっていました。これもうまい表現ですね。

通時的、共時的という言い方があります。時間軸に沿って前後があるか、時間的には同時で空間的にひろがっているかということですが、世代交代というのは通時的にゾーエーが親から子のビオスへと移っていくことです。地球上に生命が発生して以来、三十数億年のあいだ、ゾーエーは無数のビオスを通時的に乗り換えてきました。

これに対して、複数のビオスによる共時的なゾーエーの共有ということもあります。ここでいま話しているあなたとわたし、あるいは他の誰とでもいいのですが、二人は、共時的に同じゾーエーを生きている、あるいは同じゾーエーを分有して生きているといえます。もっと正確にいうと、同じゾーエーが、二人のビオスを同時に生きているということでしょう。このゾーエーの共時的分有のことを「あいだ」というのだ、といってはいけませんか。そういう言い方が「あいだ」の生命論的な捉え方としては一番ふさわしいと思うし、わたしは、いまのところそう捉えているのです。

前にお話しした、食物連鎖における捕食者と被食者の関係も、やはりゾーエーの共時的分有です。個々のビオスの生命を犠牲にして、ゾーエーがそれ自身を維持しているのですね。昆虫や魚の世界によく見られる、親は子どもを産んだらすぐ死んでしまうという現象も、やはり親のビオスが犠牲になってゾーエーが通時的に子のビオスに伝達されるということなのでしょう。

そういう生命の捉え方、このごろは生命というと、すぐにバイオ、バイオといって個人のビオス的な生命のことしか頭にありませんし、その傾向はますます強くなっていますけれども、ビオスに加えてゾーエーのことも考えるのが大事なことなんだと思います。

根源的な共同性

——唐突かもしれませんが、例えば相撲を観ていて、いわゆる力の入った大一番になると、観ている側にも力が入るときがありますね。落語にはそうやって思わず卓袱台《ちゃぶだい》を引っ繰り返すというオチのついた噺があるそうですが、そういう伝わり方が可能なのも、わたしたちのなかに、いまおっしゃったゾーエーに通じる何かがあるからだという気がします。発達心理学者の浜田寿美男さんの造語に、「根源的共同性」という言葉がありますけれども。

木村　はい。例えば演出家の竹内敏晴さんがいっておられる「声が届く」という言い方などからも、その機微は伝わってきますね。物理的な音波の問題ではなく、単なる記号としての言葉や情報でもない、個別的な実体や個別化された肉体とは次元の違う何かが伝わるということですね。

これは精神科の患者さんと医師との会話についても同じことがいえます。あなたがおっしゃった浜田さんのいう根源的共同性のようなものがなければ何も伝わりません。それはもう科学的にはどうにも証明しようのない、測定しようのない何かなのですけれども。

発達心理学でよくいわれていることに、生まれて間もない赤ちゃんが、別に教えられたわけでもないのに、ひとりでに親と同じことをするということがあります。ビデオなどで撮影しておくと実証できるものだからよくいわれるわけですが、笑顔を真似るとか、親が舌を出すと赤ちゃんも舌を出すとか、あるいは、目の前で親が何かを指さすと、指さしている指先でなく、指されている向こうの、親が指さしているものを見ようとする。これなども、根源的共同性の現われですね。

話が少し飛びますが、実は自閉症の子にはこれができないようです。そういう根源的な共同性というようなものを、うまく捉えられないのです。となると、結局自閉症の人たちは自己というものをうまく作れないということになるのではないでしょうか。根源的共同性が前提になって、はじめて個別の自己が可能になるのですから。アスペルガー症候群の人たちは頭がとてもいいから、知的に切り抜けることができるのかもしれませんけれども。

「早期幼児自閉症」という病気について最初に論文に書いたのはレオ・カナーという人です。四〇年代初期の最初の論文*[27]にも出てきますが、西洋には自分のことをIといい、相手のことをyouという人称代名詞の枠組みがあるでしょう。自閉症の子ではこれが逆転してしまうのです。赤ん坊のときから、親、あるいはまわりの人たちに自分のことをyouと呼ばれるものだから、自分はyouだと思ってしまうわけです。つまり、自閉症の子は自分をyouといい、相手のことをIという。

この現象は自閉症の一番最初の報告に書かれているのですが、日本語では人称代名詞の枠組みが異なるものですから、実際の症例でこの逆転を確認することはできません。わたしは子どもの臨床をやってこなかったものですから、自閉症やアスペルガー症候群の人をきちんと診ていません。だからこれは、そういう子どもの精神医学に携わっている人たちの話から、あくまで推し量って考える以外にないことですけれども。

自他の関係と自称詞・対称詞

日本語の人称代名詞、これは非常に複雑です。一人称代名詞、つまり自分をどう呼ぶかは、標準的には「わたし」ということになっていますけれども、これは男性にとってはどちらかというとよそ行きで、親しい相手に対しては「ぼく」や「おれ」のほうがよく使われますね。このごろの若い人は「自分」というのも使うようですが、これは昔は軍隊用語だったのではないかと思います。女性の場合は男性よりも自然に「わたし」を使います。しかし女性の場合、親しい人の前だと、大人になってからでも自分のことを「ナオミちゃん」とか「ヨウコちゃん」といったふうに、自分の名前で呼ぶ人がいるでしょう。これは男性にはあまり見られませんね。

それから、相手をどう呼ぶか、つまり二人称代名詞はもっとやっかいです。英語のyouにあたる言葉、これは標準的には「あなた」ということになっているんだけれど、実際に相手に向かって自然に「あなた」と呼びかけることはあまりないだろうと思います。「あなた」というのは漢字で書けば「貴下」だから、どちらかというと敬称のように思われているけれど、相手から「あなた」と呼びかけられると、逆になんとなく見下されているという感じをもつことが多いのではないでしょうか。どこかよそよそしくて、そういわれると思わず構えてしまう。もっとも夫婦のあいだで妻が夫を「あなた」と呼ぶのは、ごく普通になっているようですけれども。

もっと自然に相手を呼べる言葉は、相手の地位や自分にとっての関係をそのまま代名

＊27 「情動的交流の自閉的障害」（L. Kanner : *Autistic Disturbances of Affective Contact*, Nerv. Child2 ; 1943）

詞的に使う言葉です。「社長さん」とか「先生」とかですね。それから家族や親戚のあいだでは、自分より年上の相手に対してはその人の自分との関係を代名詞に使います。パパ、ママ、あるいはお父さん、お母さん、それに、おじさん、おばさん、兄ちゃん、姉ちゃんですね。しかし、相手が年下の場合だと、名前で呼んで、「弟ちゃん」とか「妹ちゃん」とかとはいいませんね。年上の人に向かってはファーストネームを呼ばないのに、年下の人に向かってはそれを代名詞みたいに使う。

これは日本語独特のことでしょう。人称代名詞の使い方が西洋語とはまったく違う。だから日本語では「人称代名詞」とはいわないで、自分を指す言葉を「自称詞」といい、相手を指す言葉を「対称詞」というわけです。そして、その場その場でどういう自称詞とどういう対称詞を使うかは、すべてその場の状況というか、自分と相手との関係で決まってきます。自分と相手がそれぞれ同一人物であっても、会議なんかの改まった席上ともっとプライベートな場面とではそれが違ってくることもありますね。

さきほどの自分のことを「ナオミちゃん」とか「ヨウコちゃん」とか自称するのは、それを代名詞の代わりに使っているというより、関係の残り香の表出といいますか、自分を子どものころ「ナオミちゃん」や「ヨウコちゃん」と呼んでくれた人たちとの人間関係を、後になってもずっと持ち続けていたいという気持ちの現われなのかもしれませんね。

アメリカ人は誰と会っても、すぐにファーストネームで呼びたがります。アメリカにいくと、例えばわたしならビン・キムラですから、すぐ「ビン」と呼ぼうとするわけです。向こうはそれを親愛さの表現だと思っている。しかしわたしのほうでは、自分をファーストネームで呼んでいたのは両親だけですから、それを初対面の外国人にされるのは非常に奇妙な感じがします。嫌とか何とかいうよりも居心地の悪さというか、何か違和感を感じてしまいますね。

これは、女の人が自分を「ナオミちゃん」と呼びたがるのと同じ根をもった、しかし正負が逆になった感覚だといってよいでしょう。自分のファーストネームを自称詞にする男の人がほとんどいないことや、逆に外国にいってファーストネームで呼ばれることを嫌がるのは、女の人よりも男の人に多いらしいということは、自分の個別的な存在と人間関係のなかでの存在との比重が、男性と女性では違っているということを物語っているのかもしれません。

生命と輪廻転生

ゾーエーが通時的に共有される、あるビオスが死んで、同じそのゾーエーから別のビオスが生まれてくるということは、もちろん輪廻思想ともおおいに関係があると思います。ただ、ビオスがゾーエーから生まれてきてゾーエーに帰っていくと考える場合、わたしたちが普通、輪廻転生というときには、Aという存在はBという存在の生まれ変わりだというように、ビオスのレベルでの同一性、アイデンティティを設定したうえで考えているのがほとんどです。これでは少し違ってしまいますが、そういうビオスの同定をしなければ、つまりある特定のビオスがある特定のビオスに生まれ変わるのだと考えないようにさえすれば、あらゆる生と死がすべて輪廻転生に繋がっているといって構わないと思います。普通にはそれがイメージしにくいものだから、生まれ変わる前にも生まれ変わった先にも、特定のビオスを想定してしまうのですね。

ですから、わたしが死んだらそれがなんらかの別の個体になって生まれ変わってくると考えたり、このわたしは前世には誰それだったのだと考えたりするのであれば、それはゾーエー抜きの輪廻の話になってしまいます。輪廻転生というとそういう話を考えたがる人が多いと思いますが、わたしがゾーエーとビオスということで考えているのは、それとは少し違います。

ヴァイツゼカーは、死が輪廻転生を可能にするのだといいました。そこでは死ねば戻っていくところ、死なければ開けてこないなんらかの場所、死んでひとつになったところでそこから新たな個体の生が現われるということが考えられていますから、やはりゾーエーのようなものが前提になっている。ヴァイツゼカー自身はゾーエーという言葉を使っていませんけれども、それに類したことを考えていることには間違いがないと思います。

それで、その生まれ変わる先、あるいは生まれてくる前の前世が、人間である必要は毛頭ありません。ゾーエーは個別性をもたないのだから、人間であるか動物であるか、それとも植物であるかは関係ないのです。だから、輪廻転生を個人のビオスの不死願望と結びつけて考えるのは間違っていると思います。いったん死にはするけれども、別の個体になって生まれ変わってきて、ビオスのレベルでの連続性が保たれる、というわけではないのです。死は、あくまでもビオスの終わりです。しかし、生命それ自身としてはそれでは終わらない。ゾーエーが一時的に仮住まいにしていた一個の物質的身体が消滅しても、ゾーエーはほかにいくらでも身体を生み出してそこに住むことになるだろう、というわけです。それが人間の身体である必要はまったくない。動物でも植物でもいいのです。

前に話した食物連鎖の話でいいますと、確かにライオンに食われるシマウマは必死になって逃げようとしますけれども、それはビオスのレベルでの個体保存本能のためです。そこでかわいそうだと思うかどうかが、ひとつの分岐点かもしれません。食物連鎖が本当にかわいそうなことなのか。あれはゾーエーが続いていくというとおかしいですが、そのためのあるべき姿なのかもしれません。ビオスが死ななければ、ゾーエーは続いていきませんから。

ゾーエーを、宗教との接点で考えることも可能です。神というのはある意味で、ゾーエーを擬人化して超越界に投影したものと考えていいのではないでしょうか。少なくとも一神教については、何かそういう生命の根本原理のようなものが、人の姿を与えられて神と呼ばれるようになったのだと思えて仕方がないところがあります。神道の神のことはよく知りませんが、あれは結局、自然崇拝でしょう。山などがご神体になっていますね。どこかでやはりゾーエーと繋がるのだと思います。

一神教というものはすべて、砂漠という厳しい自然環境のなかで成立していますね。ユダヤ教がそうだし、イスラム教もそうでしょう。キリスト教だけは、成立してすぐに地中海の温暖な自然に場所を移して発展したから、ほかの一神教とかなり性格が違いますけれども、根本は一緒だと思います。一神教の神というのは、砂漠という苛酷な自然のなかで個人の生を生きていかなければならない人たちが、自分たちのビオス的な生命を守ってくれる絶対的な存在に自分を託すために、生の源泉として設定しなくてはならなかったものだろうと思うのです。砂漠という自然はいわば死の原理ですから、自然に対抗する生の原理として神を立てる必要があった。だからそれは、どこかでゾーエーと繋がってはきますが、ゾーエーよりもビオスのほうにうんと重点を置いた宗教になったといえるのかもしれません。

日本の場合は、それとかなり事情が違っています。日本の自然はけっして死の原理ではない。それはむしろ、すべてのビオスの生を育んでくれる生の原理です。ビオスは死すべきものですが、自然には永久の生が宿っている。宗教が個人の死に対抗する救いの場として求められたという点では違いはないのかもしれませんが、この救いの場を不死のビオスとしての人格神に見出す必要は毛頭なかった。自然そのもののなかにゾーエーを見出していけば、それでよかったのだと思います。

罪責感の日独比較

わたしは一九六一年にドイツに最初の留学をしたとき、日本人とドイツ人の鬱病に出現する罪の体験の比較というのを研究テーマにしたのです。鬱病といっても、いま世間で流行っているような神経症的な鬱ではなくて、精神医学が昔から「内因性鬱病」として記載してきた本格的な鬱病です。前にお話ししたテレンバッハの「メランコリー」というのも、そこに含まれています。

内因性鬱病の症状として、病的な罪の意識、罪責感、自責感が出現しやすい、これはその当時の精神医学の教科書にかならず書いてありました。罪の意識というのは、当然、宗教心と関係するわけです。最近では世界的に宗教の力が弱くなっていて、イスラム教は別として、少なくともキリスト教はかなり弱体化していますから、深刻な罪の意識というようなものも少なくなって、鬱病にかかってもあまり罪責感は表に出にくくなってきているようですが、わたしが医者になった五〇年代、六〇年代ころは、症状としてまだたくさん出ていたし、それについての研究もありました。

そういう外国の研究論文を読んでみますと、鬱病にかかっていちばん罪責体験の出現しやすいのはカトリック信者、その次にプロテスタント、そして仏教徒の患者は罪責体験を症状として出すことがもっとも少ない、というようなことが書いてありました。しかしその当時、わたしはもう数年間の臨床経験がありましたから、日本人の鬱病患者でも罪責体験の出現するケースは結構多いという感じをもっていました。おそらくこの論文を書いたドイツ人は、たしか東南アジアでの調査だったと思いますが、現地の精神科医に通訳してもらって鬱病患者を診察したか、それとも現地の医者の調査をそのまま記録したかで、きちんとした比較はしていないのではないかと思いました。その場合には、なにをもって罪責体験とするかの判断基準が、まずもって問題になります。

それで六一年にドイツへ留学するときに、あらかじめ何か研究テーマを提出しておかなければいけないという規則があって、わたし自身がドイツ語で診察した現地の鬱病の患者に出現した罪責体験を、日本人の鬱病患者の罪責体験と比較するというテーマを提出したわけです。そうすれば鬱病性の罪責体験についての判断基準も統一できるし、なによりも、これまで複数の文化圏で一人の調査者が現地の言葉で調査した比較研究というようなものはありませんでしたから。

この調査の結果はドイツ語の専門雑誌に掲載したのですが、これが思いもかけず大きな反響を呼んで、例のテレンバッハをはじめとして多くのドイツ人精神科医に注目してもらいましたし、ドイツだけでなく、世界中の比較文化精神医学の専門家たちから高い評価をいただきました。このドイツ語論文の趣旨は、わたしの著書である『人と人との間』[*28]という本にも詳しく書いておきました。

結果だけ簡単にいいますと、罪責体験の出現頻度は、予想通り日独両文化圏でほとんど変わりませんでした。ドイツでの留学先はミュンヘン大学でしたから、調査対象はほとんどカトリック信者で、罪責体験がもっとも出やすいとされている人たちです。日本で鬱病を調べたのは京都大学の精神科と、わたしが留学から帰って勤務した大津市の精神病院でした。偶然かもしれませんがキリスト教の人は一人もいませんでした。平均的な日本人のパターンで、表向きは仏教といっても実際には形式的な仏教にすぎず、それほど信仰心はないといった患者さんばかりでしたから、一般に信じられているところだと罪の意識がもっとも出にくいとされて当然な人たちです。ところが、宗教的な罪の意識の点でこれほど極端に違っているはずのこの二つの患者群を比較したところ、その結果は数字の上ではほとんど変わらないということになりました。

ところが、数字の上では差はないのに、罪責体験の内容はずいぶん違っていました。そこがわたしの論文の最大のポイントになっているのですが、向こうの人たちがどういう罪を感じていたかというと、まとめていってしまえば、自分は人間としてあるべき生き方をしていない、人間としての義務を果たしていない、許し難い悪い人間だ、というものでした。その場合、自分の生き方の善悪を判定する裁き手は、当然ながらキリスト教の神です。

ところが日本人の場合は、家族とか職場の同僚たちとか、自分の周囲の人たちみんなに迷惑をかけている、申し訳ない、というのが罪の内容になっていました。それと、もう少し超越的になってくると、世間に顔向けできない、ご先祖様に申し訳ない、という表現も出てきます。

わたしは、外国人研究者がこの結果を論文に書くとしたら、ことによるとこの日本的な罪責感を罪の意識には数えないのではないかとも思いました。有名な『菊と刀』[*29]を書

*28 『人と人との間——精神病理学的日本論』(木村敏、弘文堂、一九七二年)
*29 『菊と刀——日本文化の型』(R・ベネディクト、長谷川松治訳、現・講談社学術文庫/社会思想社、一九六七年)

いたルース・ベネディクトに、「恥の文化」「罪の文化」というよく知られた分類がありますね。これを乱暴に要約しますと、誰も見ていなくても自分の良心に照らして悪いことはしないというのが罪の文化、それに対して、誰かが見ているところでは悪いことをしないというのが恥の文化ということになっているわけです。そういう言い方に従いますと、ひょっとすると日本人の罪責感は罪ではなくて恥の意識のほうに入れられてしまうのではないかと思いました。みんなに迷惑をかけて恥ずかしいという意識ですね。

ベネディクトは、罪の感情は内面的で、恥の感情は外面的だといっているのですが、わたしはけっしてそうは思いません。罪の感情では、善悪の指針を神のような超越者とか法律のような抽象的一般規範にゆだねるわけですが、恥の感情はそれを現に自分の周りにいる他者たちとの関係から直接に感じとる、それだけの違いだと思います。西洋人が「神」と名づけて天上高く祭り上げている審判者を、日本人はいってみれば自分の周囲に水平に配置して、他人との「あいだ」が審判者になっている。そんなことを書きました。

この論文は、わたしが「あいだ」ということについて本格的に考えた最初の仕事です。「あいだ」というのは、西洋の一神教の神の、いわば日本版だということになります。西洋人だったら唯一神という形で超越界に投影するゾーエー的な原理を、日本人は人と人との「あいだ」という形で直接に感じとっているということですね。

わたしは、西洋人の思想の奥底には、たとえそれが無神論であったり唯物論であったりしても、どこかに隠されたキリスト教がひそんでいるのではないかということを、前からずっと感じてきました。例えば、メルロ＝ポンティがその存在論の基礎に「肉」chairという概念をおくとき、その裏にはキリストの身体、「聖体」というものが見え隠れしているのではないか、「見えるもの」と「見えないもの」の交わりのところに、どうしてもやはり、「見えないもの」が「見えて」いる、そういった形での身体性の神秘というものが潜んでいるのではないか、ということです。

これに対して日本人では、かつてイザヤ・ベンダサンというペンネームで山本七平氏が『日本人とユダヤ人』[*30]のなかでいった「日本教」、つまり「人間」や「人情味」を基本理念とする「宗教」が、表向きは神道であったり仏教であったりしても、日本人のものの考え方を根本的に動かしている。

＊30　『日本人とユダヤ人』（I・ベンダサン＝山本七平、現・角川文庫ソフィア／山本書店、一九七〇年）

ですから、西洋人が罪ということをいうときにはその背後にかならず超越的な神がいるわけですが、日本人の場合にはそれがほとんどない。彼らの「自分は罪深い人間だ」という言い方と、日本人の「みんなに迷惑をかけて申し訳ありません」という言い方と、二つを比べれば、罪を裁く審級が向こうの場合は神になり、日本人の場合は「みんな」という形でいわれる「人と人とのあいだ」になるということなのでしょう。

▼終章

精神科医の臨床現場

治すことについて

――知人に吃音者がいます。エネルギーのある男で、ある劇の主役に抜擢されました。スタッフにとっては彼の指導がなかなか難物で、吃音者の自意識と抑制をやわらげ、そこを突き破る内側の力を引き出そうと思うのですが、なかなか上手くいきませんでした。演出家が指導にきたとき、彼は説明抜きで主人公の演技を真似てみせました。吃る声、縮こまる彼の身体を真似たわけです。まわりにいた者は、吃音者＝障害者という意識にとらわれていたので、場に緊迫した空気が流れました。演技する前に彼が壊れてしまうとおそれたわけです。

演出家が真似た後にいったのは、指導やアドバイスではなく、「わたしがあなたを真似たときにやってきた、わたし自身の内側の感じ」についてでした。その後に演技上の飛躍があったかどうかはともかく、わたしには、彼が話を聞いていたときに見せた眼差しが忘れられません。そして、少なくとも彼が真っ直ぐにセリフを出すようになったと感じたわけです。

この出来事は、演出家の「みずから」の力が、主人公との間で「おのずから」湧いてくるものを引き出し、小文字の日常に大文字の世界の生命が顔を出した好例のように思えます。「みずから」「おのずから」そして「生命」について、そんな理解で不足はありませんか。それから、彼がストレートな声を出すようになったことと、病気を治すことのあいだに、何か共通点はあるのでしょうか。

木村　そのお話は、ゾーエーの分有というか共有というか、そのモデルケースになりうるようなお話ですね。ゾーエーの共有がなかったら、まわりの人たちがおそれていたように、その人は壊れてしまったかもしれない。外面的なまねではなく、「わたし自身の内側の感じ」についてのアドバイスだったからこそ、吃音が「治った」のでしょう。

わたしは、「みずから」を「おのずから」と対比して考えているわけですが、「おのずから」は、自然《じねん》というか自然《しぜん》ですよね。これはゾーエー的なもので、「みずから」はもちろんビオス的な身体に限局されています。二つが同じ「自」という言葉で共通しているのは、「おのずから」が、それぞれの「みずから」に入り込んでいるからといいますか、それぞれの「みずから」がそれのそれぞれの限局であるような、包括的な場所であるからでしょう。そういう意味では、演出家と役者が向かい合う演劇、あるいは演劇訓練というのは、合奏と同様、あるいは精神科の診療場面と同様、優れた場所性をもちうるのだと思います。

わたしは『あいだ』という本の「あとがき」で、何本もの水柱がほとばしっている噴水の喩えでこのあたりのことを書いたことがあります。噴水の水源からたくさんの水の柱がほとばしっている。その水柱の一本一本がビオスで、そのおおもとになっている水源がゾーエーだということになります。その本ではそういう書き方はしていませんが、ビオスとゾーエーという言い方をすればそういうことになります。「おのずから」が水源からの水の動き全体、そこからほとばしる一本一本の水の柱が「みずから」ということになりますね。わたしがこんな喩えを書いたのも、毎日の臨床場面で患者さんとのあいだに起きていること、そこでわたしが経験していることをなんとか表現したかったからです。

治すこと、治ることについてですが、症状を病気に対する生体の防衛反応だと考えれば、症状を出す必要がなくなれば、病気は自然に治っているということができます。そうすればもちろん症状も消えます。こちらが消そうとしなくとも、症状のほうでひとりでに消えてくれるのが一番いいにきまっていますね。精神医学以外でも、仮にも自己回復傾向をもつたいていの病気は、放っておけば治ります。精神科の場合でも、それがかなりあると思います。

ただ、病気を放っておくといっても、医者がかかわらずに放っておくということではなくて、あくまで医者と患者の二人が共同して放っておくということです。医者のところにきて何かしら安心感みたいなものをもって帰るということを繰り返しているうちに、自然に治るのだと思います。統合失調症の場合、数は少ないですが、それでも治ってくれる人はいます。少ないけれども確実にいます。

そういう治り方が理想的で、ことによると、おっしゃった演出家と役者さんの話にしても、二人で吃音とは直接関係のない演技の話をしているうちに、思わぬ回復力が働いたということなのかもしれません。

患者とのつきあいについて

しかし、話は変わりますが、精神科の医師は、患者さんの親や家族、周囲の人から治療を頼まれるわけです。訳のわからないことばかりいうし、興奮して暴れだしてもうどうにもならないからなんとかしてくれというわけですね。家庭や職場に統合失調症の人がいて活発な症状を出したら、もちろんまわりの人はたまったものじゃありません。自然治癒を待つといっても、それには時間がかかりますから、とりあえず何とか症状をやわらげてあげないと困るときが出てきます。患者さんとしても、学校に行けないとか勤務を続けられないといった、生活上の制約をいろいろと受けますから、わたしたちも、いけないことは重々承知の上で、それはしないほうがいいと思いながら、向精神薬を処方して症状をやわらげようとするわけですね。なるべくならしたくないのになぁと思いながら、そうするわけですけれどね。

理想的な放っておき方というのが仮にあるとしたら、それは患者さんと二人で一緒にいるということでしょう。この患者さんと一緒に暮らすことができたら、もっと早く治るのにと思うことがときどきあります。医者には患者さんがたくさんいるので、実際はなかなかそうはいきませんけれども。ブランケンブルクは、彼が『自明性の喪失』の中心的な症例にしたアンネ・ラウという女性患者を、しばらく彼の自宅に住まわせたのですね。もちろん、そういうやり方は、精神分析の人たちにいわせれば問題でしょうけれども、治療者の治療意欲というものは、そんなルールには縛られませんから。

患者さんのほうから、もっと病院に来たいという人ももちろんいます。ほんとうは毎日会うのがいちばんいいのです。わたしはもう老齢ですから、最近は診察回数を減らして週一日の外来診察だけにしていますので、事実上毎日というわけにはいきませんが、毎日診察できるようなら、それがいちばんいいのです。若いときに病院勤めをしていたときには、入院患者にはできるかぎり毎日会うようにしていました。

デイケアというものもあります。入院はしないけれど、毎日病院にきて一日過ごし、晩になったら家に帰るという診療形態です。居場所は病院、家庭では寝るだけというわけですが、実はこれもなかなか難しい。わたしがまだ名古屋にいたときに、大学の精神科でわたしの教えていた有能な精神科医を、ちょうどそのころ開設された名古屋市のデイケア施設に派遣しました。患者と毎日一緒に暮らすという診療形態が理想だと思っていたものですから、わたしもときどきその施設へ出かけて様子を見ていました。

なかなかいいなと思う点も多かったのですが、デイケアにはデイケアなりの難しさがあるようで、やはり理想通りというわけには行きません。多人数の患者が通ってくるわけですから、どうしても患者の生活を管理しようとしてしまうわけです。そうでなければ施設の秩序が保てません。朝何時にきて、これこれの日課、運動とか音楽とか作業とかがあるのですけれども、曜日ごとにきまったそういう日課をこなし、何時に食事をし、何時になったら帰るという細かなプログラムがあって、そのプログラム通りにやらせようとするわけですね。そうやって決めておかないと運営していけないところがあるのは当然でしょうが、患者さんをそういう枠に押し込めてしまおうとすると、そこでもやはり症状が邪魔をして、うまくいかないことが多いのです。

気が合う患者さんどうしの人間関係というのも、治療的に利用できないかなと思っています。わたしは煙草を吸いますでしょう。病院というところは最近はもちろん全館禁煙ですが、わたしの現在勤めている病院では、男子病棟を出たところに小さな東屋を建てて、吸いたい人は、医者も患者もそこへ出ていって吸うことになっています。わたしなどは診察で疲れると、ちょくちょく吸いに出かけるわけですね。

そうすると、わたしは入院患者を診ていないのですが、そこへ出てくる患者さんはだいたいいつも顔ぶれが同じですから、診察をしなくても様子がわかるのですね。煙草を吸う患者さんどうしというのは、わりあい仲がいいのです。煙草というのは、もともと人間関係の潤滑油みたいなところがあるでしょう。このごろの禁煙至上主義、わたしは医者のくせに、それに対しては大いに疑問を感じています。精神病院では、もっと喫煙者どうしの和やかな人間関係を大切にしたほうがいいように思うのですが。治療的にも、なんらかの好ましい効果があるように思います。

精神病院への入院というのは、以前は、暴れて周囲に危険が及びそうな患者を隔離する目的が大部分でしたが、このごろは本人や家族の休養のためというのがずいぶん増えています。病院の住み心地が以前よりよくなっているから、そういうことができるのでしょうね。わたしが外来で見ている患者さんでも、病状が悪くなると、家族をしばらく休ませるために入院してもらうことがあります。患者と家族の関係を悪くしないほうが、治療にとっていいことは当たり前ですから。ただ、わたしの場合は現在は週に一回しか病院へ行きませんから、入院患者の主治医になることは難しいのですね。それで入院してもらったら常勤の医師に主治医を代わってもらわなくてはなりません。わたしもなるべく病棟へ顔を出して、様子を見ることにしていますが、主治医が二人になるのは好ましいことではないので、なるべく入院の主治医に一任して、口は出さないようにしています。

わたしは、精神科の病気、とくに統合失調症は、自然治癒でしか治りようがないのではないかと思っています。医者が「治す」のではなく、勝手に「治る」ということです。医者が薬を使って、あるいはそれ以外の方法でもいいのですが、ともかく積極的な治療をして治すということは基本的にありえないと思っているのです。自然な形で、どうして治ったのだろうと思う人なら何人かいますけれども。癌患者などの場合にもそういう例があるので、人間には心も身体にも自然な復元力があると感じますね。

それから、自然治癒の過程で人間関係に変化がおきていたとか、あるいは年をとってよくなるということはあります。統合失調症という病気は思春期、青年期に発病することの多い病気で、これはどうやら生殖時期ということと関係がありそうだと思っています。自己の個別的主体性の確立ということと生殖可能ということとは、どこかでリンクしているのでしょう。

ところが統合失調症の人が年をとって、生殖可能な年齢を過ぎ、老いの時期までできますと、だんだん自己の個別化ということから離れた生き方ができるようになってきます。人間が枯れてくるといってもいい。すると、他人との関係も自己自身との関係も変わってきます。統合失調症の「晩期寛解」という専門用語があるくらいで、年をとると自然にいつのまにか治ってしまうということがありえます。

臨床と「あいだ」

——「自己」、「あいだ」、「生命」と、ここまで先生の思索の中心的なテーマについてさまざまな角度からお話しいただきましたが、最後に、それらを踏まえて、先生の臨床現場での実像といいますか、精神科医としてお仕事されるときのご様子についてお聞きしたいと思います。

精神科の診察室にも「あいだ」で析出されてくる医師と患者、あるいは治す側と治される側の対立があると思いますが、それに先立つ臨床の場という「あいだ」や「空気」のようなものがあるとして、患者さんはこれに無自覚でしょうし、医師のほうは予め取りこんでいるという事情があると思います。この非対象な関係は、実際はどのように解消されるのですか。

木村　わたしは、患者の病状は医者が誰であるかによって違ってくるという話を、これまでも折に触れて書いてきました。内科や外科の普通の病気なら、よほどの藪医者でもないかぎり、ちゃんとした医者の目をもった人なら誰が診てもだいたい同じで、客観的に同じ病状が見えているはずです。だから主治医の交代は、そんなに大きな問題になりません。大学のように若い医者をあちこちの病院に派遣しなければいけない事情があると、医者はどうしても動かないといけませんし、そうすると主治医は当然代わるわけです。

精神科以外の科であれば、カルテがきちんと書かれていれば、あたらしい主治医がきた場合でも、そのカルテを見れば病状や病歴を把握できます。ですからこれまでの主治医の治療方針をそのまま引き継ぐことができるわけですけども、精神科の場合はそうはいきません。医者が代わるとすべてがガラっと変わってしまいます。

それは、精神科の病気、あるいは病像といいますか、そこには患者と医者との人間関係を通した合作という一面があるからなのですね。共犯関係といったら表現がよくありませんが、ともかく二人の関係の現われであり、合作なのですから、その片方が別の人になれば、当然、あたらしい関係、あたらしい病像を作り直さなければならなくなるのです。

これはやはり合奏の場合とよく似ています。同じ楽譜を演奏するのだから、誰が演奏しても同じだなどと考える人はいませんね。合奏の相手が変われば、演奏も違ってくるのは当然です。これは上手下手の問題ではありません。機械がやっているのではなく、人間どうしのやっていることですから。ということで、これはまさに「あいだ」というものの作用でしょう。

この関係にあなたのいう非対称性があるということ、それは確かにその通りだと思います。こちらは一人で、たくさんの患者さんを診なければなりません。患者さんは、それぞれに別個の世界を生きています。ある患者さんの診察が終わって、次の患者さんが入ってきたとき、そこで突然まったくあたらしい「あいだ」が開かれるわけです。そのあたらしい「あいだ」は、医者であるわたしのあり方も変えますから、前の患者さんとの面接の場とはまったく違うわたしが出てくるということになりますね。医者によって患者のあり方が変わるのと同様に、患者によって医者のあり方も変わるわけです。しかもわたしたち精神科医は、職業的にその変化をこなしていかなくてはならない。

この変化は、自覚的な医者であればかならず感じていると思います。ですから、処方箋を書くだけの短時間の診療はともかくとして、きちんと長い時間をかけて精神療法的に診ている患者さんの場合は、一人の患者さんとだいたい四十五分から五十分間ぐらい話をした後で、次の患者さんを診るまでの十分か十五分の間、何もせずに、ただぼけっとした空白の時間を作るようにしています。そうやってこちらの頭をリフレッシュするというか、あるいはリセットするとでもいいますか、そうしないと、前の面接のときの自分のあり方をそのまま次の面接に持ちこむことになって、非常によくないのです。

呼吸は口腔期以前にある

人間関係は、二個のコンピュータ、二個のロボットのあいだのデジタルなやり取りではないのですから、二人のあいだの雰囲気、空気がとても重要でしょう。別に二人ということに限らず、何人かが集まっていてもいいのですが、人が何人か集まれば、そこには必ずひとつの空気が生まれます。その空気をどう呼吸するかということが、人間関係を左右する。

フロイトは、人間のリビドーの発達段階として、オラール oral、アナール anal、ゲニタール genital ということをいいました。口腔期、肛門期、性器期の三段階のことです。赤ん坊は生まれてくると、まずお母さんのお乳をすって育つ。だから口が最初の快感の発生源になる。その次にはトイレットトレーニングを受けるとき、便をすぐに排泄せずに溜めておくことでお母さんから褒められる。それで肛門が快感帯になる。そして最後に生殖器そのものに快感が感じられるようになる、というわけですね。しかし、わたしは、実はこれだけでは不十分ではないかと思っているのです。フロイトは、赤ん坊が生まれてすぐに母親の乳首をくわえなければならないので、最初に口腔感覚をもってきたのだと思いますが、実はその前にすることがある。つまり、呼吸です。

人間は、胎内から外に出るとまず呼吸をしなければ生きていけません。呼吸をするには、もちろん口も使いますが、鼻も使います。お乳はしばらく飲まないでも死ぬようなことはないけれど、呼吸は絶対に止めることができない。これを仮に鼻で代表させて鼻腔機能とでもいうとしますと、それに伴う一種の感覚、ドイツ語的にいえばナザール nasal な感覚は、人間にとってもっとも原始的な感覚だろうと思うのです。物質としての空気だけではなく、雰囲気としての空気、つまり人と人とのあいだにある空気を嗅ぎわけ、ある意味で呼吸するのも、ナザール的な感覚によってだといっていいと思います。

目のいい人、耳のいい人という言い方がありますが、鼻には鼻が利くという言い方があります。これは相手との距離感とか、親しみの度合いとか、言葉にならない悪意や思惑とか、目で見ることのできない、耳で聞くこともできない、ある空気のようなものに対する感覚が鋭い人を表していう言葉です。前にあなたがおっしゃったKY、空気が読めないというのも、もちろんこのナザールな鼻腔感覚の問題です。

さっきもいったようにわたしは愛煙家ですが、煙草を吸うことも一種のナザールな行為でしょう。断じて単なるニコチン中毒ではありません。先ほど、わたしの行っている病院には煙草を吸うための東屋があるという話をしましたが、以前は診察室に灰皿を用意して、煙草を吸う患者さんとは、二人で煙草を吸いながら診察をしていました。わたしの場合は、煙草が人間関係の潤滑油になっているところがあります。ナザールな感覚、空気についての感覚は、人間関係のもっとも基本的な感覚で、それは健常者であろうが精神科の患者さんであろうが、まったく変わらないと思いますね。

だから逆に、煙草を吸わない人が煙草の煙を嫌がるのもよくわかるのです。嫌煙権とかとげとげしい言い方をしなくても、健康に対する有害性を持ち出さなくても、そういう「空気」が嫌いなのだ、ということなのでしょう。これもやはりナザールな感覚の問題ですね。これも前にお話しした、集団に対する個人の力が最近では以前より強くなってきているということとも、無関係ではないのではないかと思っています。

フロイトとロマン・ロランとのあいだに、宗教のことでちょっとしたやり取りの逸話がありました。ロランがフロイトから『幻想の未来』(Die Zukunft einer Illusion, 1927)[*31]をもらった返事に、あなたは宗教の源泉にある真の宗教感覚がわかっていないと書いたのですね。そして宗教感覚とは際限もないオセアニックな、つまり大海原のような「大洋感覚」なのだといった。それに対してフロイトは、次に書いた『文化への不満』(Das

Unbehagen in der Kultur, 1930）[*31]のなかで、私の中にはそんな大洋感覚はまったくないのだといっています。

わたしは、フロイトはことによると本当にこの大洋感覚がわからなかったのではないかと思っています。あの人は確かにえらい人だと思うのですが、あえて欠点をいえば、雰囲気の感覚といいますか、そういうものがないような気がするのです。ロランは大海原にたとえたわけですけれども、この原初的な宗教感覚は、わたしにいわせればナザールな感覚です。フロイトにはナザールな感覚が薄かったから、幼児の発達段階でもナザールを無視していきなりオラールからはじめてしまったのではないか。

ですから、彼は人と人との関係でもオラールな依存関係を基本にします。宗教でいえば、西洋の一神教は人格神を立てますし、西欧の宗教の基本には人格化された神との依存関係がありますから、それならばオラールが最初でもいいかもしれない。

しかし、本当の宗教心といいますか、宗教感情の源にあるのは、オラール以前のナザールな、雰囲気的なものだとわたしは思います。ロマン・ロランが際限もない大洋的な感

＊31　『幻想の未来／文化への不満』（S・フロイト、中山元訳、光文社古典新訳文庫、二〇〇七年）

覚と呼んだのは、そちらのほうだったんじゃないかと思いますね。フロイトにはそれがわからなかったということでしょう。

診察室の「気」

ナザールな感覚は「空気」に対する感覚ですから、中国由来の「気」とも当然結びつきます。「気」は古代中国では、宇宙のもっとも基本的なエレメントです。それが呼吸を通じて人体に入ってきて、個人の「気」になる。気功でいう生命的エネルギーとしての「気」がそうですし、「気分」や「気持ち」というときの「気」もそうですね。これが日本に渡ってきて、古来の日本語にあった「け」と融合して、「気配」とか「もののけ」といった用法ができたようですが、そこまでくるともうまったくの雰囲気ということでしょう。

ですから、以前にお話しした共通感覚やコモン・センスの問題は、個人の心の問題というよりも、「あいだ」にある「気」の問題として捉えるほうがはるかにいいのかもしれません。少なくともそのほうが、わたしたち日本人にとっては、実感としてぴったりくるところがあるような気がする。

最近は気功をする人がかなりいて、道場のようなところに通う人が増えているようですけれども、中国由来といいながら、例えば気のエネルギーを測定してみたりして、科学を装ったり、科学的にやろうとしていますでしょう。しかし、あんなやり方をしても「気」をつかまえることはできません。「気」は、「空気」や「雰囲気」のことですから、絶対に測定ができない、客観化を拒む何ものかであるはずです。

最近は精神科の診療室でも、患者のほうを向かないでコンピュータばかり覗き込み、検査数値の確認とカルテ作成に専念するだけの診察が増えているようです。薬の処方に頼って病状を消すことだけに専念しているのだから、こうなるのは当然だとしても、やはりこのままでいいはずがない。

わたしがむかしやっていたように、診察室に灰皿を持ち込んで煙草の好きな患者さんとは一緒に吸うことで診察室に「気」を通わせるなんていうことは、現在ではもちろん不可能ですが、少なくとも、空気を嗅ぎわけるナザールな感覚がないと、精神科の診察というものが成り立たないことは自明なのではないでしょうか。

さて、ここまであまり整理しないままに話を進めてきましたが、ここらでこれまでの話を振り返って、最後に一言だけいっておきましょう。

わたしは精神科の医者で、正式には医学教育しか受けていないのですけれど、この本でお話ししたことは、ちゃんとした医学とはほとんど関係のない、ことによると医学の科学性を否定するような、哲学的なことばかりでした。

医者になる前の学生時代にやっていた音楽活動で、音楽での音と音とのあいだ、合奏での演奏者と演奏者のあいだといった「あいだ」に対する感覚を身につけました。それを精神医学のなかへ持ちこみ、統合失調症という精神医学の中心的な病気が、この「あいだ」という場所での自己の個別化を妨げるような病理に基づくものであることに気づき、離人症の診療体験から、「自己」というのは世界とのあいだの基本的な感覚である「共通感覚」によって支えられていることを学び、さらにまた最初の留学先での日独の罪責体験の比較を通じて、「あいだ」が西洋の神と同じような超越的な審級でもあることを見出した。これがわたしの現在の考え方の基礎になっている若いころの体験なのです。それ以来、わたしは、自分のこの体験を言語化するために臨床の合間をぬっていろいろな哲学書を読むようになり、とくに西田幾多郎の哲学からは、ヨーロッパの精神病理学が依拠してきた西洋哲学とは違った多くの示唆を受けてきました。それは、一方では「自己」や「あいだ」といった問題をわたしなりに理論化する指針になりましたし、また一方では、わたしの考えが次第に生命論的なものになってくるきっかけになったと思います。

わたしはいま、精神医学の臨床と哲学とを一体のものと考える「臨床哲学」の道を歩いていますが、そういうわたしの目には、精神医学が急速に自然科学化し、脳科学化している現状が、非常に危険なもののように映ります。

精神病は、自己が自己であるためのもっとも基本的な条件にかかわる病気、つまり、哲学を成り立たせてきたもっとも基本的な条件にかかわる病気だと思います。その解明を、客観主義にとらわれた自然科学だけにまかせておくわけにはいかない。

わたしはそう思います。

あとがき――インタビューの後に

わたしたちがふだん壁越しに覗きこむものと考えている向こう側の世界には、ある種の懐かしさとともに、まだ見ぬ未知の感触がある。「通りゃんせ」の歌詞ではないが、行きはよくても帰りが怖いのだ。もう帰ってくることはないかもしれないというこのミステリアスな感動がいったいどこからやってくるのか。木村さんなら「大文字の生命」からだというに違いないそんなときに、わたしたちは、概ね「これで、よし」と意味ありげに呟き、向こうは見ずにこちら側で片づけてしまう。つまり、謎を謎としてではなく、意志や選択にして凌《しの》ごうとする。それが単なる回避の道なのか、それとも成熟につきまとう不可避の迂回なのかは知らないけれど、いったん決着をつけてバランスを保ち、綱渡りの上に社会生活を築こうとしがちなことは確かだろう。

しかし、「これで、よし」の一言で取りこぼすものはないのだろうか。あるいは、「これで、よし」という断念なしに、彼我を行き来する回路はないのだろうか。木村さんの思索は、この二つの不安に見事な回答を与えてくれた。

たとえば、ボブ・ディランを訳した日本版ビートニクスだった片桐ユズルに、『専門家は保守的だ』という詩集がある。「専門家」ではなく、敢えて「専問家」の誤表記を採った詩集だが、その冒頭に置かれた詩のタイトルが、「ひとは一瞬間だけ真実を見る」だったと思う。わたしが演劇をはじめた七〇年代の前半に親しんだこの二つの表現を、木村さんのモチーフに繋げて言葉にすれば、一瞬の真実を問い続ける思考が陥りがちな閉鎖性を開くのが、「あいだ」の認識や「臨床」の心意気だといっていいのではなかろうか。今に至るまで臨床の場を離れない実践家である木村さんの前進するパワーに比べると、専問家は確かに保守的なのである。

わたしたちに、壁のなかに安住できない瞬間が訪れるのは、木村さんの言葉でいえば、たぶん個体としてのわたしたちの生命が、大文字の生命によって「生きられている」という事情があるからだ。とすれば、外へ向かう逸脱や越境には忌避すべき点はない。むしろ、生きるために不可欠の病というほうが正確だろう。

インタビューを終えた今、わたしは、この当たり前の病を当たり前に認める社会こそ健康だといいたい気持ちにかられているが、木村さんの述懐にあるように、実際の社会は、内外を問わず、むしろ逆方向に爆走しているとしか思えない。本書を手にしていただいた読者の方々に、この突進を何とかしたいといくらかでも感じてもらえたら、インタビュアーとして本望である。

人には、何者かになろうとする意欲より、自分は何者かという疑問が先立つときがある。それを青年期の停滞と呼ぶか、もっと簡単に青春と呼ぶかはともかく、多くの場合、人はこの答えのない迷路から、目をつぶって跳ぶことや、跳ぶことで生じた忘却の力を借りて、次の段階へと進んでいく。

しかし、忘却の壁を作って何かを守り、あるていどの成熟を果たした後になっても、壁が壁である以上、向こう側の世界が消えることはない。そして、閉じた世界に安住できない事情が生じると、わたしたちは、牢壁にもう一度身をすり寄せて、既視感でいっぱいの捨て去った外の世界を、幾度となくながめ直したりするのだ。

この持続、あるいはこのあらたな展開に繋がる力を、仮に若さと呼んでいいのだとすれば、畑違いの一読者に過ぎなかったわたしにとって、思想家・木村敏は、いつも変らぬ、眩《まぶ》しい若さの象徴だった。自分より二十年以上も先に生を受けた人の、年齢など吹っ飛ばす力強い思索のシュプールをたどりながら、わたしは学ぶというより、ほとんど自分の無力に絶望してきただけだったし、感動するよりも前に、自分を羞じるのがせいぜいだったのだから。

しかし、羞ずべきものは若さや成熟ではない。若さを犠牲にした意図的な成熟だと身にしみたころ、わたしは自分のなかに、手の届かない遥か前方を行くこの人の背に、これまでの自分や、これまでに会ってきた多くの知人たちに共通する何かを見つけたいという欲望があることに気がついた。演劇と臨床との絡みから、前々から実現したいと考えていたインタビューだが、今回実際にお願いするところまでこぎつけた理由は、ほとんどそれひとつにあったといっていい。その意味では、わたしにとってはまぎれもない僥倖だったのだが、頼まれた木村さんにしてみれば、気合い以外に見るべきものがない、ほとんど傍若無人な申し出だったに違いないのである。

そんなわけで、本書の話は、いきなり理論的な解説に入るのではなく、まずわたしが感じている「自己」に関するさまざまな疑問や不安を述べ、そこで生まれた「あいだ」

をもとに、木村さんに話を広げていただく形になった。本書に臨床報告の形で語られた木村敏の入門書という一面があるのはそのためで、結果として、わたしのように精神医学や哲学の世界とは無縁に生きてきた人たちにとっても、哲学的に感じたり考えたりすることの面白さや大切さが、具体的に腑に落ちる形で散りばめられた本になったのではないかと思う。

それにしても、自分なりに予習をして出向くインタビューが、その都度生じる「あいだ」に裏切られ、根本的なところで覆されてしまうスリリングな実感は、それが当たり前だと知ってはいても、実際の生活のなかでそう経験できるものではない。わたしは何度も繰り返した木村さんを前にした試行錯誤を通して、そういってよければ、生きることに欠かせない稀有な安心のようなものを感じていたといえるのだ。

だからこそよく受けていただいたものだと、繰り返し思う。すべてをペンディングにしてお会いした最初の相談の日から、都合六回にわたる京都でのインタビューで、好きな煙草の煙をくゆらせながら語っていただいた木村さんの声や居住まいは、お会いしたそのときよりも、むしろ今になって鮮やかに蘇る。たとえば、「ねぇ」というゆったりと語尾を持ち上げる独特の語り口に誘われて広がった拙い実感などは、ひとつの閉鎖系に過ぎない「わたし」の壁を乗り越えて、これから先も、いつ記憶の突端に飛び出るともしれない豊かさを残してくれたはずなのである。そのことを含めて、木村さんに、心からのお礼を申し上げたいと思う。

本書の企画とインタビューに当たっては、いつもながら洋泉社の小川哲生さんにお世話になった。インタビュアーの生半可なわがままを、わがままと知りながらときに黙って見過ごしてくれる小川さんの配慮と寛容がなかったら、この本は、わたしの力不足のせいで、日の目を見ることなく終わっていたに違いない。愛車のプリウスを自ら運転して、何度もインタビューの場に足を運んでいただいたスピード狂の木村先生同様、敬愛すべきプロの編集者たる小川さんに、心から御礼をいいたい。

二〇〇八年七月

今野哲男

言視舎版のためのあとがき

木村敏さんとは、昨年（二〇一六年）の十二月、六年振りでお会いした。東京大学の一条ホールで行なわれた、木村さんが所長を務める河合文化教育研究所の「第十六回 河合臨床哲学シンポジウム〝人称―その成立とゆらぎ〟」を聴講した折だった。わたしが病を得て倒れて以来、しかも杖をつく姿での六年振りの邂逅だったためか、声をかけた私のことが一瞬おわかりにならなかったらしく、「わたしも歳をとりました」と笑っておられた。

本書は、二〇〇八年に洋泉社で上梓したものの復刻版である。邂逅の様子を、一緒につくった本の紹介を兼ねてFacebookにポストしたわたしに、『木村敏と中井久夫』（飢餓陣営せれくしょん1／言視舎、二〇一四年）で、本書を巡って特集を編んでくれた「飢餓陣営」の佐藤幹夫氏が、「復刻版はどうでしょう」というメッセージをくれたのがきっかけになって、木村さんの了承をへて実現した。

刊行にあたってのわれわれの意図は、本文の最後にある木村さんの次の言葉にあらわれている。それを書きつけて「あとがき」に代えたい。

わたしはいま、精神医学の臨床と哲学とを一体のものと考える「臨床哲学」の道を歩いていますが、そういうわたしの目には、精神医学が急速に自然科学化し、脳科学化している現状が、非常に危険なもののように映ります。

精神病は、自己が自己であるためのもっとも基本的な条件にかかわる病気、つまり、哲学を成り立たせてきたもっとも基本的な条件にかかわる病気だと思います。その解明を、客観主義にとらわれた自然科学だけにまかせておくわけにはいかない。

わたしはそう思います。

ここに表出された危機感は、木村さんのことばを使えば「大文字の生」、つまり、「ゾーエー」を顧みない、人間的な傲慢についてのものである。この危機感の必要性は、刊行後八年が経った今も、いささかも衰えていないと考える。復刊の所以である。

二〇一七年二月　今野哲男

著者紹介

木村敏（きむら・びん）

1931年生まれ。1955年京都大学医学部卒業。精神病理学。ハイデルブルク大学精神科客員講師、名古屋市立大学医学部教授を経て、1986年より京都大学医学部教授。現在、京都大学名誉教授、河合文化教育研究所主任研究員。著書に『木村敏全著作集』全8巻（弘文堂）のほか、『関係としての自己』（みすず書房）、『分裂病の詩と真実』（河合文化教育研究所）、『生命のかたち／かたちの生命』（青土社）、『自覚の精神病理』（紀伊國屋書店）、『異常の構造』（講談社現代新書）、『時間と自己』（中公新書）、『偶然性の精神病理』（岩波現代文庫）、『あいだ』（ちくま学芸文庫）など多数。

今野哲男（こんの・てつお）

1953年宮城県生まれ。編集者、ライター。横浜市立大学文理学部中退。78年竹内敏晴演劇研究所に入所。その後、演劇現場を離れ、月刊『翻訳の世界』編集長を経て99年からフリーランスとして活動。現在、上智大学文学部英文科非常勤講師。著書に『言視舎評伝選　竹内敏晴』、インタビューによる書籍に、鷲田清一『教養としての「死」を考える』、吉本隆明『生涯現役』（以上、洋泉社・新書y）、竹内敏晴『レッスンする人』（藤原書店）、『希望の国の少数異見』（森達也と共著、言視舎）などがある。

装丁………山田英春

DTP制作………勝澤節子

編集協力………田中はるか

[言視舎版]

臨床哲学の知

臨床としての精神病理学のために

発行日❖2017年4月30日　初版第1刷

著者

木村敏

聞き手

今野哲男

発行者

杉山尚次

発行所

株式会社言視舎

東京都千代田区富士見2-2-2 〒102-0071

電話 03-3234-5997　FAX 03-3234-5957

http://www.s-pn.jp/

印刷・製本

㈱厚徳社

ISBN978-4-86565-091-4 C0011

言視舎刊行の関連書

飢餓陣営せれくしょん1
木村敏と中井久夫
978-4-905369-98-1

「特集１木村敏と中井久夫」臨床をめぐる思想のあり方をさまざまな角度から検証。「特集２発達障害と刑事事件」刑事事件等にあらわれる「理解しがたさ」をどのように考え、そのうえで支援等の実践的課題にどう取り組むのか。

Ａ５判並製　定価1800円＋税

飢餓陣営・佐藤幹夫編・著

飢餓陣営せれくしょん5
沖縄からはじめる「新・戦後入門」
978-4-86565-057-0

いまこそ問う！「沖縄では憲法が機能していないのではないか？」「日本はどこまで主権国家なのか？」この歪んだ事態に向き合うために沖縄現地の声を聴き、「新時代」を導く思想と論理を提示する。加藤典洋、新川明、村瀬学、佐藤幹夫ほか執筆。

Ａ５判上製　定価1600円＋税

飢餓陣営編

言視舎　評伝選
竹内敏晴
978-4-86565-024-2

「生きること」を「からだ」で追い求めた哲学者の肖像。人と人との真の出会いを求めた「レッスン」する人・竹内敏晴。彼の背に近代人のあるべき孤独を見てきた著者が、満腔の思いをこめて師の生涯を描く書き下ろし評伝。

四六判並製　定価2900円＋税

今野哲男著

言視舎　評伝選
鶴見俊輔
978-4-86565-052-5

これまでの鶴見像を転換させる評伝。没後１年、鶴見思想の何を継承するのか？出自の貴種性を鍵に戦前・戦中・戦後・現代を生きる新たな鶴見像と、「日常性の発見」とプラグマティズムを核にした鶴見思想の内実に迫る評伝決定版。

四六判並製　定価2800円＋税

村瀬学著

希望の国の少数異見
同調圧力に抗する方法論
978-4-86565-079-2

トランプ、ヘイトスピーチ、無差別殺人…底が抜けてしまったような世界の状況と渡り合うには何が必要か。法然の名言を補助線として現代社会を読み解くとともに、日本を根源的に問い、希望の原理を探る。

四六判並製　定価1600円＋税

森達也・今野哲男著